实用骨科理论进展与临床实践

闵 云 鞠克丰 徐海波 高 磊 主编

U0341600

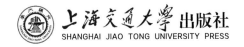

上海交通大学出版社
SHANGHAI JIAO TONG UNIVERSITY PRESS

内容提要

本书共5章，第一章详细叙述了骨科体格检查技术，有利于骨科医师发现和辨别正常所见和有临床意义的症状和体征，对疾病作出初步诊断；第二至五章将理论知识与临床实际相结合，以图文并茂的方式，简明、全面、系统地介绍了骨科临床常见病及多发病，包括上肢损伤、下肢损伤、手显微外科疾病及骨关节病变，从疾病的相关解剖、分类分型、病因病理、临床表现、诊断与鉴别诊断、治疗原则、治疗方法等方面逐一作了介绍，体现了以实用为主的原则。本书可以帮助读者用较少的时间获取较多的相关专业信息，适合各级医院骨科临床医师及实习医师参考阅读。

图书在版编目（CIP）数据

实用骨科理论进展与临床实践 / 闵云等主编. --上海：上海交通大学出版社，2022.9
ISBN 978-7-313-26323-0

Ⅰ．①实… Ⅱ．①闵… Ⅲ．①骨疾病－诊疗 Ⅳ.①R68

中国版本图书馆CIP数据核字（2022）第003407号

实用骨科理论进展与临床实践

SHIYONG GUKE LILUN JINZHAN YU LINCHUANG SHIJIAN

主　　编：闵　云　鞠克丰　徐海波　高　磊
出版发行：上海交通大学出版社　　　　　地　　址：上海市番禺路951号
邮政编码：200030　　　　　　　　　　　电　　话：021-64071208
印　　制：广东虎彩云印刷有限公司
开　　本：710mm×1000mm 1/16　　　　经　　销：全国新华书店
字　　数：217千字　　　　　　　　　　　印　　张：12.5
版　　次：2023年1月第1版　　　　　　　插　　页：2
书　　号：ISBN 978-7-313-26323-0　　　　印　　次：2023年1月第1次印刷
定　　价：198.00元

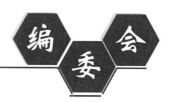

F 前言
Foreword

骨科学是医学科学的一个分支学科，它研究骨骼—肌肉系统的解剖、生理与病理，并且运用药物、物理方法及外科手术，以保持发展这一系统的正常形态结构与功能，以及治疗这一系统的伤病。近年，自然科学的进步和发展，带动了医学的进步，骨科学领域有了长足的发展，尤以关节外科、脊柱外科为著，创伤骨科和骨代谢疾病在发病机制和治疗上有了新的认识，另外，材料学的发展，促进了肢体和脊柱的植入技术的发展。虽然这些骨科学分支领域的发展拓宽了骨科治疗领域，增加了骨外科患者治疗方法的选择范围，提高了治疗效果，但是，"合抱之木，生于毫末"，骨科医师只有立足于基础，严格掌握骨科学的理论知识，每项新技术的适应证、操作方法及其优缺点，才能使患者获得更加满意的疗效，减少甚至避免骨外科疾病后遗症。为此，我们编写了《实用骨科理论进展与临床实践》一书，旨在系统阐述骨科学的理论、方法和技术，总结各位专家在骨科学方面的丰富经验和心得体会，全面反映现代临床骨科学在防治骨伤及骨病等方面的成就和方法。

本书共5章，第一章详细叙述了骨科体格检查技术，有利于骨科医师发现和辨别正常所见和有临床意义的症状和体征，对疾病作出初步诊断；第二至五章将理论知识与临床实际相结合，以图文并茂的方式，简明、全面、系统地介绍了骨科临床常见病及多发病，包括上肢损伤、下肢损伤、手显微外科疾病及骨关节病变，从疾病的相关解剖、分类分型、病因病理、临床表现、诊断与鉴别诊断、治疗原则、治疗方法等方面逐一作了介绍,体现了以实用为主的原则。本书可以帮助读者用较少的时间获取较多的相关专业信息,对今后的科研、教学及临床工作有一定的指导作用,适合各级医院骨科临床医师及实习医师参考阅读。

随着基础研究的不断深入,临床经验的进一步提高以及材料学的不断发展,本书中的观点定会存在不全面之处。愿本书能抛砖引玉,有待与同道共同进步,进一步丰富、发展骨科学。

《实用骨科理论进展与临床实践》编委会
2021 年 10 月

C目录
ontents

第一章

骨科体格检查

第一节　肩关节、锁骨部与上臂检查

一、一般检查

(一)望诊

肩关节周围的望诊应该包括外观、肌肉特征(特别是两侧肩部)、畸形(肿块、结节或瘢痕)、肿胀、皮肤及颜色。

肱骨近端骨折肢体通常有不同程度的肿胀,伤后 24～48 小时开始出现明显的淤血,范围可达胸壁、上肢、肘和前臂。肿胀可能使一些体征比较模糊,但若有畸形就要考虑可能存在骨折移位或关节脱位。

肩锁关节脱位的患者锁骨远端明显抬高。急性肩关节前脱位患者疼痛剧烈,患肢处于轻度外展、内旋位,患者常用对侧手把持患肢,并且上身向患侧倾斜。患者呈"方肩"畸形,有不同程度的肿胀以及瘀伤。肩关节后脱位临床检查可见肩关节前方平坦,而在后方可触及甚至观察到肱骨头的圆形凸起。由前方观察,常可发现患侧喙突较明显。肩关节外旋明显受限,通常不能达到中立位。

急性肩袖损伤的患者,外观并不会有明显异常,但是慢性病程较长的患者可以看到冈上肌或冈下肌萎缩。

钙化性肌腱炎在急性期,由于疼痛剧烈,患者难以配合体格检查,常用健侧手扶住患肢,使其固定于内旋位。

观察有无三角肌、斜方肌、肩袖肌肉以及上肢肌肉的萎缩,三角肌与肩袖肌肉的萎缩可能由腋神经和肩胛上神经的损伤引起。后方观察肩关节活动时肩胛骨的节律,注意有无翼状肩胛。

(二)触诊

外伤后肿胀导致通过触诊摸到明确的骨性标志困难增加,肱骨近端骨折的触诊会引起疼痛,任何活动也会引起疼痛,有可能引出骨擦音和骨擦感。

触诊时将手放在肩关节上方,被动活动肩关节,在一些肩袖损伤的患者中能触摸到捻发感。触诊需检查肩锁关节和大结节以及结节间沟压痛,对应是否存在肩锁关节病变、撞击或肩袖损伤以及肱二头肌长头肌腱病变。钙化性肌腱炎在亚急性期和慢性期,患侧肩关节常有明显的压痛点。

(三)关节活动度

肩关节活动度检查包括前屈上举、外展上举、体侧外旋、体侧内旋、外展 90°外旋、外展 90°内旋和体前内收等。临床上一般主要进行前屈上举、体侧外旋和体侧内旋检查。这 3 个方向的活动度能基本代表肩关节各向的活动度。

活动度检查应该包括主动活动度和被动活动度检查,并将患侧和健侧进行对比。主动活动度明显小于被动活动度常提示存在肩袖损伤,如果主动和被动活动度减少一致,要注意与冻结肩相鉴别。肩袖损伤患者的活动度受限,最常表现为上举受限和内旋受限,而出现外旋异常增大往往提示存在肩胛下肌的全层撕裂。而冻结肩患者由于盂肱关节的粘连往往在前屈上举、内外旋各个方向上活动度明显下降,且主动与被动活动受限的范围基本一致。对于投掷运动员来讲,肩关节外展位的内旋、外旋活动度尤为重要。同时应进行跨中线内收活动以检查后方肩关节囊的松紧度。

二、特殊检查

(一)肩峰撞击综合征

肩峰撞击综合征的临床检查主要包括 Neer 试验和 Hawkins 试验。Neer 试验包括两个部分,一为患者在肩胛骨平面保持手臂内旋,在做肩关节被动上举动作的过程中诱发疼痛;二为将手臂外旋,然后做被动上举动作,不能诱发疼痛或者疼痛减轻。同时符合上述两部分表现即为 Neer 试验阳性。

Hawkins 试验,患者肩关节前屈 90°,强制向内侧旋转肩关节诱发疼痛,即为阳性。当然,上述检查法在肩关节僵硬、肩袖钙化性肌腱炎和关节炎的患者中,也可以诱发疼痛,应注意鉴别。

(二)肩袖损伤

冈上肌肌力可以通过 Jobe 试验来检查,在肩胛骨平面保持手臂内旋,抗阻力上举,力弱或者疼痛均为 Jobe 试验阳性,提示冈上肌腱损伤。

外旋肌力的检查是 Lag 试验,是指将患者肩关节被动体侧外旋至最大角度,如果撤去外力,无法维持此位置而迅速内旋,则为阳性。另外一个检查主动外旋肌力的试验是"吹号征"试验,正常做吹号姿势时需要一定程度的肩关节外旋,如果主动外旋肌力丧失,则需要外展肩关节以代偿,即为阳性。外旋试验和"吹号征"阳性,均提示外旋肌(冈下肌-小圆肌)巨大损伤。

肩胛下肌肌力可以用抬离试验来检查。将患者的手放在背后,并往后离开身体,如果撤去外力无法维持此位置而贴住躯干,即为抬离试验阳性。有的学者评估了证明肩胛下肌撕裂体检技术的敏感性和特异性,发现只有肩胛下肌撕裂达到 3/4 时抬离试验才阳性,因此对于肩胛下肌上部撕裂的患者来说,这不是一个非常恰当的检查试验。Napoleon 试验有助于术前评估肩胛下肌的撕裂程度。肩胛下肌上部 50%～60%撕裂时,Napoleon 试验中度阳性,肩胛下肌肌腱完全撕裂时,患者手压在腹部时靠三角肌后部的力量,此时腕关节屈曲 90°,称之为 Napoleon 试验阳性。需要注意的是,在一些继发肩关节粘连、肩关节被动内旋无法达到检查要求的患者中,进行抬离试验或 Napoleon 试验结果不可靠。

熊抱试验是检查肩胛下肌撕裂(尤其是只涉及上部部分损伤)最敏感的试验。检查时,患者手搭在对侧肩部,手指张开,肘关节向前抬起,在患者予以对抗的情况下,检查者垂直向上将患手拉离肩部,则试验阳性。

三、稳定性检查

(一)搭肩试验

本试验用于怀疑存在肩关节前方脱位的患者,患者被要求将患侧手置于对侧肩部,肘部下垂贴紧胸壁。若存在肩关节脱位,则患者不能完成该动作,同时伴有肩部的疼痛。若疼痛仅限于肩锁关节,则需怀疑是否存在肩锁关节的损伤。

(二)恐惧试验

本试验是检查肩关节前方稳定性最常用的方法,可在坐位和仰卧位进行检查。于坐位进行的恐惧试验称 Crank 试验。将患肢外展 90°,一只手握住患者的肘部以下使肩关节外旋,另一只手的拇指顶住肱骨头向前,其余 4 个手指在前方保护肱骨头防止出现意外的脱位。此试验的阳性表现为当患肢达到一定的外旋角度后,患者感觉到即将脱位的危险而出现反射性的保护性肌肉收缩来抵抗肩关节进一步外旋,同时出现惧怕脱位的忧虑表情。

仰卧位进行的恐惧试验称 Fulcrum 试验,检查时患者处于仰卧位,方法与坐位的恐惧试验相似。由于患者处于仰卧位时肌肉更为放松,因此较坐位恐惧试验更容易引起恐惧感。应注意区分是因为惧怕脱位发生还是因为疼痛而出现反射性的肌肉收缩,因为存在肩关节内在撞击的患者也可在这种姿势出现疼痛,但这些患者并无肩关节不稳定。

(三)复位试验

通常在仰卧位恐惧试验之后进行复位试验,当患者出现恐惧现象后,检查者用手压住肱骨近端施以向后的外力,若患者感觉恐惧减轻,并且可以进一步外旋上肢,则认为复位试验阳性。与恐惧试验一样,一些存在肩袖钙化或部分性肩袖损伤的患者以及存在内在撞击的患者的复位试验亦可呈阳性表现。

(四)负荷-轴移试验

此试验可用于了解肱骨头相对于肩盂的活动度。检查时患者处于坐位,患臂垂于身体一侧,检查者的一只手固定患侧的肩胛骨,用另一只手的拇指和示指把持住肱骨头,首先将肱骨头稳定至肩盂中央,然后对其施以前后向的应力,体会肱骨头相对于肩盂的活动度。应当强调,肱骨头相对于肩盂的活动度的大小与肩关节的稳定性并无直接的因果关系,一个活动度很大的、较为松弛的肩关节可能十分稳定而无任何症状。因此,进行试验时应双侧对比,并应结合其他检查进行综合分析和判断。正常肩关节肱骨头的平移半脱位不应>50%。分级标准如下:0级,仅轻度移位;1级,肱骨头移位至肩胛骨盂缘;2级,肱骨头平移超过肩胛盂缘,但可自行复位;3级,肱骨头平移超过肩胛盂缘,不能自行复位。

(五)凹陷征

是肩关节不稳定患者的常规检查,可反应下方关节囊的松弛程度。检查时患者处于坐位,牵引患肢向下,观察并触摸肩缝下方是否出现凹陷。检查时亦应双侧对比。

(六)Jerk 试验

本试验是检查肩关节后方不稳定的特异性试验。检查时患者处于坐位,患肩前屈、内旋,屈肘 90°,检查者沿上臂轴线施加向后的外力,之后伸展肩关节超过肩胛骨平面,若存在后方不稳定,则在肩关节外展的过程中可触及或听到肱骨头复位时跨越肩盂后缘回到肩盂内的弹响,通常伴有疼痛。其他试验包括后方抽屉试验,检查时可诱发弹响及疼痛。

临床检查中应特别注意是否合并存在全身关节松弛的情况。诊断全身关节松弛的标准:①肘关节过伸>15°;②屈腕,拇外展可贴到前臂;③指间关节过伸与前臂平行;④膝关节过伸>15°;⑤踝关节过伸>50°。上述 5 个体征中 3 个以上阳性并且 Sulcus 征阳性即可诊断为全身关节松弛。

四、肩胛部上盂唇前后位损伤

肩胛部上盂唇前后位损伤是上盂唇自前至后的损伤,常累及二头肌长头腱附丽区。常用的临床检查如下。

(一)二头肌张力试验

患者掌面向上,肘关节伸直,前臂旋后,肩关节前屈 60°,抗阻前屈上肢。如引出二头肌腱沟或盂唇上方区疼痛为阳性。

(二)挤压旋转试验

患者仰卧位,全身放松,检查者抓住患者手臂,肩外展约 20°,肘部屈曲,然后通过推动肘部,推动或者压缩关节盂中的肱骨头,同时检查者另一只手向内侧和外侧旋转肱骨。此时若能感觉到撕裂的上方盂唇被挤压出现弹响或引出肩关节疼痛为阳性。

(三)动态挤压试验或 O'Brien 试验

患者处于坐位或站立位,肩关节前屈 90°,内收 10°～15°,肘部伸直。第一阶段使患者前臂旋前,从而使其拇指向下,这时要患者对抗阻力尽力上举患肢;第二阶段保持肩关节前屈内收位置不变使患者前臂旋后,掌心向上,再次抗阻力尽力上举患肢。如果试验第一阶段引发患者肩关节疼痛(不是肩锁关节)症状,而在第二阶段时这种疼痛症状可明显减轻,则结果为阳性。需要注意的是,如果患者存在肩锁关节的病变,那么该试验亦可呈阳性,因此检查者必须仔细鉴别疼痛是来自肩关节内部还是肩锁关节。

(四)复位试验

在存在肩胛部上盂唇前后位损伤的患者中,有相当一部分患者在进行体格检查时会出现复位试验阳性。与诊断复发性脱位不同,此时复位试验的阳性表现为肩关节疼痛,而非恐惧感。通常使患者上肢从处于外展 90°,然后逐渐外旋上肢至极限位置。在这种情况下如果出现疼痛,则检查者用手压住肱骨近端施以向后的外力,此时若患者感觉的疼痛缓解,则复位试验阳性。提示有可能存在包括肩胛部上盂唇前后位损伤在内的盂唇损伤。

(五)Clunk 试验

患者仰卧位,检查者一只手抓住肘部上方的肱骨,将手臂充分外展至患者头部上方外旋,另一只手置于患者肩关节后方施以向前推力。若此过程中出现肩关节疼痛或者交锁,或者出现弹响,则为阳性。

(六)仰卧位抗阻屈曲试验

患者仰卧位,双上肢前屈上举置于检查床上。检查者站在患侧,用手压住患侧肘关节远端的前臂部位,使患者下压患肢而检查者给予对抗阻力。如果可以引出位于肩关节深方或后方的疼痛且同样动作健侧无痛,则结果为阳性。

五、神经检查

通常认为急性肩关节前脱位时神经损伤较少,然而,有 32%～65% 的脱位患者存在神经损伤。神经损伤多发生于老年患者和伴有骨折的患者。伴有大结节骨折的患者最常伴有腋神经损伤。应检查肩关节外侧皮肤的感觉情况以判断是否存在腋神经损伤。另外,容易损伤的是肩胛上神经,最严重的损伤是臂丛神经损伤,可伴有颈交感神经损伤,Honer 综合征阳性,引起瞳孔缩小、眼球内陷、上睑下垂及患侧面部无汗的综合征。但急性损伤时皮肤感觉的检查可能不准确,必要时可进行肌电图检查。

六、血管检查

肩关节脱位或肱骨近端骨折亦有腋动脉损伤的可能,但比神经损伤少见。肩部有丰富的侧支循环,可能掩盖血栓形成和血管断裂。要仔细检查外周动脉的搏动及患肢的皮肤温度、外周循环。如果骨折同时有臂丛神经损伤,就更应警惕存在血管损伤。当严重创伤导致肩关节胸腔内脱位或锁骨下脱位时,神经血管损伤的危险性进一步增加。也应检查和触诊胸锁关节的情况,胸锁关节后脱位可导致严重的血管损伤,甚至危及生命。

第二节 肘关节与前臂检查

肘关节是上肢重要的关节,与肩关节共同实现上肢的广泛活动,并在上臂与前臂之间传递负荷。肘关节解剖结构复杂,肘部创伤及病患临床上多见,其功能的优劣直接影响上肢功能。全面正确的体格检查是诊断的重要基础。

本部分将介绍肘关节局部体格检查,但应予以说明的是,在急性创伤和某些疾病中,前臂和手部的神经血管体征也应全面地检查。

一、视诊

正常肘关节在完全伸直位时,前臂相对于上臂有轻度的外翻,形成的角称之为提携角,女性大约为 15°,男性略小约为 10°。肘内翻和肘外翻常常是由儿童肱骨髁上骨折所引起的,肘外翻常常引起尺神经病变(迟发型尺神经炎)。

注意受累肘关节的姿势。急性创伤中,肘关节处于强直体位,患者会用对侧肢体保护。皮肤上出现的瘀斑可以提示损伤发生的部位,并注意肘关节及周围组织肿胀情况,有无瘢痕、肌萎缩等。

二、触诊

肘关节触诊应系统、按序进行,顺序由外侧、前侧、内侧到后侧。

(一)外侧

外侧触诊由肱骨外侧髁上方的骨嵴开始,逐渐向下。找到桡侧腕长、短伸肌,检查有无压痛。肱骨外上髁炎典型压痛点在外上髁前下方,桡侧腕短伸肌止点处。如有压痛,进一步行激发试验明确诊断。

继续往下触诊肱骨小头和桡骨头。注意两者的相对位置和方向,有无压痛和弹响。无论上臂位置如何,桡骨头的轴线都应通过肱骨小头。各种原因引起的桡骨头半脱位或者脱位,都可以通过触诊发现。旋转活动前臂,可以检查有无弹响,如有弹响,表明桡骨头或者肱骨小头有损伤,可能为创伤、关节退变或炎症性关节炎引起。

(二)前侧

由外而内,依次触诊肱桡肌、肱二头肌及其腱膜、肱动脉和正中神经。如果肱二头肌止点撕脱,局部会有压痛,肘关节前方和肱二头肌隆起处可见肿胀、瘀斑,屈肘、旋后肌力减弱。骨化性肌炎患者局部有时可触及骨性包块。

(三)内侧

触诊肱骨内上髁和尺神经。屈肌总腱起于肱骨内上髁,如果有压痛,可以进一步行激发试验来诊断肱骨内上髁炎。

尺神经位于内上髁后方,引起尺神经炎常见的原因是尺神经卡压,常见于尺侧腕屈肌两个头之间,另外部分患者在屈肘时尺神经可向前滑移,以及肘外翻都可以造成尺神经炎,局部 Tinel 征阳性。

(四)后侧

肘关节后侧骨性结构表浅,容易触诊。正常的肘关节在屈曲 90°时,肱骨内上髁、股骨外上髁和尺骨鹰嘴尖三点成为等腰三角形,而在伸直位时,三点成一直线。当骨折时,这种关系被破坏。

三、动诊

正常的肘关节活动度:伸屈范围在 0~145°,旋前 75°,旋后 80°。有些人有 5°~10°的过伸,检查时应与健侧作对照。为消除肩关节的代偿,检查前臂旋前、旋后时,应屈肘 90°,并将肘关节紧贴身体。

对于肘关节脱位的患者,在复位后须进行完整的肘关节活动度的检查,以确定没有摩擦、机械性交锁或弹性固定。同时应检查内外侧的稳定性,以决定进一步治疗的选择和康复治疗的时间,医师应结合实际情况,针对性进行检查。

(一)对于内侧不稳的检查

1.外翻试验

外翻试验用于检查急性或者慢性损伤导致的内侧副韧带损伤。方法:固定肩关节,上臂外旋,屈肘 30°,施加外翻应力,诱发内侧疼痛,同时触摸内侧间隙,损伤明显时内侧间隙可以感到增宽。也可同时在 X 线检查或者超声检查下动态观察,并应与健侧作对照。文献认为对于内侧副韧带损伤,外翻试验敏感度为 66%,特异度为 60%。

2.挤奶试验

方法:患者病肘屈曲超过 90°,另一侧手自患肘下方抓住患侧手的拇指,产生外翻应力。医师对内侧进行触诊,以了解内侧间隙分离的程度以及移位情况,结果应与健侧对照。

有人建议在屈肘 70°时将肱骨极度外旋,由医师一手牵拉患肘拇指,一手在肘内侧触诊,评估内侧间隙分离的程度以及移位情况。

3.活动性外翻试验

患侧肩部外展外旋,肘关节在外翻应力下进行屈伸。内侧副韧带损伤的患者,往往会在屈肘 80°~120°的某个特定位置诱发疼痛。有人报道该试验与手术探查或关节镜结果比较,敏感度为 100%,特异度为 75%。

(二)对于外侧不稳的检查

1.内翻试验

内翻试验用于检查急性或者慢性损伤导致的外侧副韧带损伤。肘关节屈曲

30°,施加内翻应力,诱发外侧疼痛,同时触摸外侧间隙,损伤明显时肱桡间隙可以感到增宽。也可同时在 X 线检查或者超声检查下动态观察,并应与健侧作对照。

2.外侧轴移试验

外侧轴移试验主要用于诊断后外侧旋转不稳定损伤。这种损伤是一种因外侧尺副韧带损伤导致的旋转不稳定。损伤机制主要是在轴向挤压、外翻应力、旋后应力的综合作用下,引起相关软组织损伤。方法:患者仰卧,医师位于患者头侧。患肢前屈抬高过顶,肩充分外旋以固定肱骨。医师一只手抓住患肢手腕远端,使患肢前臂极度旋后,医师另一只手于患肢肘部施加外翻应力,同时缓慢地将肘关节由伸直位逐渐屈曲,旋后、外翻并同时进行轴向挤压,可产生桡尺骨近端相对于肱骨的后外侧旋转脱位。在未麻醉的患者可引起患者的恐惧,从而拒绝进一步运动。通常,屈曲超过 40°时常突然出现关节复位,伴随可见和可触及的弹响跳动。在透视下进行轴移试验,可发现桡骨头后外侧脱位伴肱尺关节间隙增大。有文献发现在麻醉情况下该试验敏感度可达 100%,而在清醒状态下只有 38%,可能是因为肌肉的保护作用,因此建议此检查在患者麻醉情况下进行。

3.推举试验

为方便在清醒患者中进行检查,有人推荐推举试验和站起试验。方法:患者俯卧,并尝试在前臂极度旋前和极度旋后位,使肘关节伸直,并将身体抬起。在旋后位伸直过程中产生恐惧或者桡骨头脱位提示后外侧旋转不稳定。

4.站起试验

方法:患者坐位,并试图用上肢撑住椅子的扶手进而站起,此时患侧上臂外展,肘关节屈曲 90°,前臂旋后。在此过程中产生恐惧或者桡骨头脱位提示后外侧旋转不稳定。

这两个试验单独使用时敏感度为 87.5%,联合使用时敏感度可达 100%。

(三)对于肱二头肌肌腱损伤的检查

通常肱二头肌肌腱断裂的患者具有典型的体征,例如肌腱局部缺如、肌腹部异常隆起、局部瘀斑、疼痛以及屈肘旋后无力等,诊断较为明确。但在某些肌肉强壮的患者,发达的肱肌可能会模糊肱二头肌肌腱断裂的体征,从而发生误诊。以下介绍的试验可以有助于对此损伤的发现。

1.钩子试验

方法:患肢肩关节外展,肘关节屈曲 90°,检查者屈起示指,形似钩子,并触诊肱二头肌肌腱外侧缘,患者主动将前臂旋后,此时可触及紧张的肱二头肌肌腱。在主动旋后而没有屈肘的情况下,肱肌得以放松而不会与肱二头肌相混淆。如果试验时,可触及肱二头肌肌腱,但在抗阻力旋后时局部诱发疼痛,需要考虑肱二头肌肌腱部分撕裂、腱病或者滑囊炎。有经验的检查者对于肱二头肌肌腱完全断裂敏感度和特异度都能达到100%。

2.二头肌挤压试验

二头肌挤压试验类似于跟腱断裂的 Thompson 试验。通过体外挤压二头肌,如果二头肌腱完整,前臂会旋后。方法:前臂轻度旋前,肘关节屈曲于60°～80°,检查者用两手挤压二头肌(一手位于腱腹结合处,一手位于肌腹处),不能旋后是为阳性,意味着二头肌腱可能断裂。对于完全性断裂,此检查敏感度为96%。

(四)激发试验

1.外上髁炎

诊断肱骨外上髁炎可进行以下激发试验。

(1)腕关节中立位,抗阻力伸腕,可引起外上髁伸肌止点处疼痛。

(2)腕关节背伸、桡偏位,抗阻力伸中指,引起桡侧腕短伸肌止点处疼痛。

(3)前臂旋前,肘关节伸直位,腕关节被动屈曲,可引起外上髁疼痛。

激发试验阳性,进一步可在压痛处进行局封注射,进行诊断性治疗。

2.内上髁炎

诊断肱骨内上髁炎可进行以下激发试验。

(1)抗阻力屈腕引起内上髁处疼痛。

(2)被动伸腕、伸肘引起内上髁处疼痛。

激发试验阳性,进一步可在压痛处进行局封注射,进行诊断性治疗。内上髁处注射应注意避免影响尺神经。

3.撞击试验

鹰嘴尖的骨赘与鹰嘴窝撞击,冠状突的骨赘与冠状突窝撞击可引起肘关节疼痛,通常由肘关节的反复过伸或者过屈引起,常见于运动员及上肢负重工作者。对肘关节施加过伸或者过屈应力,正常情况下不会引起疼痛,但存在撞击时,可在肘关节后方或前方引发疼痛。

第三节　腕关节与手部检查

一、腕关节体表标志

作为体格检查的准备和基础,骨科医师应熟悉腕部重要解剖标志的体表定位和标记,从而可以准确地定位腕骨、韧带、三角纤维软骨复合体(TFCC)和小关节,从而对临床判断和进一步检查提供参考。

腕关节体表标志可以分为骨性体表标志和腱性体表标志两大部分。

(一)骨性体表标志

腕关节由近端的尺桡骨和中部腕骨和远端掌骨构成,由于腕部掌侧软组织较为丰富,因此大部分骨性标志均位于背侧。

1.舟状骨结节

被检查者腕关节充分背伸,可以清楚地在腕关节掌面桡侧触及骨性突起,此突起即为舟状骨结节。当存在舟状骨骨折或舟月韧带损伤时,按压会诱发疼痛。

2.豌豆骨

在舟状骨结节同一水平的尺侧可以触及另一个骨性突起,为豌豆骨的体表投影。

3.尺骨茎突

在被检查者腕关节中立位时,尺背侧最明显的骨性突起就是尺骨茎突,位于尺侧,并在前臂旋前时明显突起。

4.下尺桡关节

沿被检查者尺骨茎突向桡侧滑移,触及一个骨性凹陷,即为下尺桡关节。当下尺桡关节损伤时,此处为压痛点以及前臂旋转的疼痛部位。

5.Lister 结节

Lister 结节是桡骨远端背侧的骨性突起。

6.桡骨茎突

在被检查者的腕部桡侧可触及明显的骨性突起,是肱桡肌腱止点,压痛可以提示桡骨茎突狭窄性腱鞘炎。

7.掌骨

在被检查者手背部可以清晰地触及 1～5 掌骨。

(二)腱性体表标志

腕关节屈肌腱位于掌侧,伸肌腱位于背侧,部分肌腱可以清晰地触及。

1.掌侧肌腱体表标志

被检查者主动用力握拳、屈腕时,一般可以看到腕掌侧的 3 根肌腱,桡侧的为桡侧腕屈肌腱,中央为掌长肌腱,部分人群中可能缺如。掌长肌腱由于腱性部分较长而且表浅,而且其生理功能可被其他肌腱替代,所以常成为肌腱或韧带重建手术中最常用的供体。偏尺侧则为尺侧腕屈肌腱,尺动脉与尺神经均位于此肌腱后方。

2.背侧肌腱体表标志

(1)拇长展肌腱和拇短伸肌腱:被检查者腕关节中立位,拇指主动外展,在腕关节桡背侧,第一腕掌关节的基底部可触及一股肌腱,其中偏桡侧的是拇长展肌腱,偏尺侧的拇短伸肌腱。

(2)拇长伸肌腱:被检查者拇指主动背伸,可看到桡背侧一根斜行的肌腱,是拇长伸肌腱。

(3)鼻烟窝:在拇长伸肌腱和拇长展、拇短伸肌腱之间的三角形凹陷区就是鼻烟窝。这一部分是舟状骨骨折时的压痛点。

(4)桡侧腕长、短伸肌腱:被检查者握拳、伸腕时,可以在 Lister 结节的远端触及这两根肌腱,其中桡侧腕长伸肌腱位于桡侧,两者分别止于第 2、3 掌骨基底。

(5)指伸肌腱:当被检查者主动伸腕、伸指时,可以在手背看到或触及 2~5 指的指伸肌腱。

(6)尺侧腕伸肌腱:被检查者握拳并主动向尺侧伸腕,在尺骨茎突尺侧可以触及。尺侧腕伸肌腱的腱鞘是 TFCC 的重要组成部分。

(7)尺侧鼻烟窝:为尺侧腕伸肌腱和尺侧腕屈肌腱之间的软组织凹陷,也是TFCC 的压痛点。

3.腕骨的体表定位

腕关节共有 8 块腕骨,但掌背侧均有肌腱和坚韧的支持带结构保护,临床不易精确定位。

二、腕关节的体格检查

在全面的关节体格检查进行前,详细的病史采集是对患者病情初步评估的重要步骤,应详细询问患者一般情况、主诉、腕关节受伤机制或疼痛情况、位置、既往诊治经过、效果、症状诱发动作、疼痛发作频率及程度,以及对生活和工作的影响。

腕关节的体格检查应该按照望、触、动、量的基本原则,先查健侧,再查患侧。由于腕关节解剖复杂,存在许多小关节,因此,在腕关节的体格检查中,应注意进行双侧对比检查,以健侧为对照,并将检查结果与临床症状相结合。

最常用的检查体位有两种,第一种是检查者与被检查者间隔桌子相对而坐,被检查者屈肘,前臂垂直于桌面,肘关节平放于桌面,检查者用双手对被检查者腕关节进行检查,可分别在旋前和旋后位进行。第二种是检查者与被检查者促膝而坐,被检查者上臂自然下垂,屈肘 90°,前臂平伸,检查者双手对被检查者腕关节进行检查,同样可在旋前和旋后位进行。

只有检查者对腕关节解剖关系深入、全面地理解,有丰富的临床经验以及熟练的体格检查技术,才有利于得到正确的临床体检结果和判断。

(一)望诊

望诊主要是通过观察腕关节情况来获得一个初步印象。通过双侧对比,观察患侧是否存在肿胀以及肿胀的部位和范围,是否存在皮肤颜色变化,明显的骨性和腱性标志是否清晰,有无异常的畸形或凸起,是否存在创面、擦伤或肿块以及手指姿态。

由于腕关节掌侧软组织间隙松弛,因此腕关节的肿胀多表现为背侧皮肤张力升高,局部单纯的软组织肿块,需考虑囊肿的可能性。

(二)触诊

触诊可以使检查者第一时间定位疼痛的部位,结合病史一般可初步判断其性质。

局部压痛是最常见的体征,通常情况下,压痛点提示病变部位,但也有继发病变的可能。腕关节是一个复杂精细的结构,腕骨间韧带系统维持其中的动态稳定,当腕关节外伤后稳定状态失衡,施加外力可再次诱发不稳定。

腕部存在丰富的肌腱,腕部肿块中最常见的是腱鞘囊肿,但也有其他来源的可能,触诊肿块时应该注意大小、边界、是否光滑、硬度、活动度、深度、局部皮温与颜色、有无血管扩张、Tinel 征是否阳性等情况。当腕关节外伤时,对手指血运、感觉、运动功能的检查也十分重要,因为腕部损伤可能会累及腕部血管和神经,详细全面的触诊可以利于检查者全面评估。

(三)动诊

传统的动诊应包括主动和被动活动检查。

关节活动是腕关节检查中极为重要的部分,正常情况下,腕关节的主动和被动活动范围应该是一致的,当主动和被动活动都不能时,要怀疑关节脱位或骨折存在。主动和被动活动范围相差较大,通常是被动活动范围大于主动活动范围,需要考虑软组织如肌腱损伤。

腕关节的活动是多角度的,但通常检查注意包括 6 个方向:掌屈、背伸、尺偏、桡偏以及旋前和旋后。

(四)量诊

量诊指进行肢体数据测量和活动范围的量化。

(1)肢体测量:主要包括肢体长度和周径的测量。要注意前面提到的可以用作测量的骨性标志,如桡骨茎突、尺骨茎突、肱骨内外侧髁、各掌骨头等。测量肢体长度和周径时,应注意双侧肢体的对照比较。

(2)腕关节活动范围测量:主要包括关节主动和被动活动范围,是以腕关节的中立位为 0,从而测量 6 个方向(掌屈、背伸、尺偏、桡偏以及旋前和旋后)的活动角度。检查时将被检查者双侧上肢屈肘,前臂平放于检查桌面进行测量。在测量腕关节掌屈和背伸活动范围时,选择前臂背侧中线与第三掌骨长轴背侧缘所成夹角。而测量腕关节桡偏与尺偏角度时,选择前臂中轴线与第三掌骨长轴所成夹角。测量腕关节旋前、旋后时,将双侧上肢紧贴于胸壁两侧,屈肘 90°,双手拇指外展或掌中各握一筷,检查者在被检查者对面观察测量前臂的旋转角度,向外旋转为旋后,向内旋转为旋前。

(3)腕关节握力测量:在腕关节检查中,临床医师关注其总体功能情况,握力测量是腕关节检查中必不可少的项目,握力是指 2～5 指与拇指大鱼际之间的握持力量,可以采用特殊的握力计进行测量。还可以利用捏力计对拇指指腹与其余各指之间的捏力进行测量。在进行握力和捏力等测量时,应注意双侧对比,并进行多次测量,取其平均值作为最终测量结果。

(4)腕关节感觉测量:对手腕部的感觉功能检查主要是躯体感觉的检查,可分为浅感觉、深感觉和复合觉。

三、手部检查

手部检查和其他部位一样,是疾病诊断的重要手段。一般按照由近及远、由健康区到损伤区的检查顺序进行,同时要做双侧对比。

(一)手部外观检查

手部掌侧和背侧皮肤完全不同,掌侧皮肤角化层较厚,无毛发,富含汗腺和感觉神经,皮肤移动性小。背侧皮肤薄而松弛,移动性大,有利于手的屈伸活动。

(二)手的姿势

1.休息位

这是手部休息时自然静止的位置,此时腕关节背伸 15°～25°,轻度尺偏,手部掌指关节及指间关节为半屈位。当外伤时造成张力失衡,如手指屈指肌腱断裂可引起手指伸直位,伸肌腱断裂可引起手指屈曲增大。因此,休息位手部改变对肌腱新鲜损伤有诊断意义。

2.功能位

这是手部做各种动作前的准备姿势,表现为腕关节背伸 25°、尺偏 10°,拇指充分外展、对掌,掌指关节及近端指间关节半屈曲,远端指间关节微屈,相当于握茶杯位置。

(三)手部畸形

1.先天性畸形

可根据病因和体征,分为 7 类(Swanson 分类法):肢体部分形成障碍、肢体分化障碍、重复畸形、过度生长、发育不全、先天性束带综合征、骨骼畸形。

2.后天性畸形

后天性畸形可由骨折后成角或旋转畸形、神经肌腱损伤、皮肤瘢痕挛缩等引起,特殊的畸形往往能反映损伤的原因。如爪形手为前臂尺神经损伤所致,拇指内收旋后畸形往往是正中神经损伤所致,铲形手由正中神经、尺神经同时损伤所致。纽孔样指畸形是类风湿性滑膜炎致伸肌腱中央束断裂,侧腱束向下滑脱造成近段指间关节屈曲、远端指间关节过伸畸形。槌状指畸形是伸肌腱在远端指间关节断裂产生的远端指间关节屈曲畸形,主动背伸不能。鹅颈指畸形是手指屈肌浅肌腱及伸肌腱侧腱束的断裂导致手指伸屈肌力失衡,产生近端指间关节过伸,远端指间关节屈曲畸形。

(四)手部神经检查

手部神经检查包括感觉功能和运动功能检查两部分。

四、手腕部特殊检查

(一)Finkelstein 征

其又称握拳试验,用于诊断桡骨茎突狭窄性腱鞘炎。检查时让被检查者拇指握于拳心,向尺侧倾斜,引起桡骨茎突疼痛即为阳性。

(二)Phalen 征

其又称屈腕试验,用于诊断腕管综合征,检查时双侧手背相对,腕关节屈曲 70°~90°,持续 1 分钟后出现拇指、示指及中指麻木和疼痛,即为阳性。

(三)Tinel 征

其又称神经干叩击试验,当神经损伤后新生的神经纤维是未形成髓鞘的神经纤维,当叩击时会产生该损伤感觉神经分布区的放射痛,即为阳性。

(四)舟骨移动试验

其是诊断舟骨骨折和舟月分离的检查方法,检查者一手握住患侧前臂,拇指压迫舟骨结节,另一只手握住患侧手掌,使腕关节由尺偏移向桡偏,异常时可出现强烈的疼痛,表示舟月间韧带损伤或舟骨骨折。

(五)挤压试验

其用于诊断腕掌关节不稳定或骨关节炎,检查者握住第一掌骨向腕掌方向持续压迫旋转,出现疼痛或弹响即为阳性。

(六)钢琴键征

其用于诊断下尺桡关节不稳定,当前臂旋前时给予掌侧压力,尺骨头向背侧浮动即为阳性。

(七)研磨试验

其用于诊断 TFCC 损伤,患侧腕关节尺偏,检查者一手固定尺骨头,一手固定腕掌关节,使尺骨头向掌背侧移动,出现疼痛、弹响或旋转障碍即为阳性。

(八)Finsterer 征

用于诊断月骨无菌性坏死,当月骨无菌性坏死发生塌陷时,紧握拳第 3 掌骨头突出不明显,正常应明显突出。

第四节　髋关节与大腿检查

髋关节与大腿的体格检查遵循望、触、动、神经检查和特殊检查五个部分。

一、望诊

髋关节与大腿的体格检查从关注患者进入诊室的状态开始,患者的体位、步态等简单的观察可为我们提供患者的一些重要信息。

通过观察,医师能够发现患者肌肉萎缩或者肌力不足、骨盆倾斜、异常侧弯或后突导致的姿势异常。检查者需要甄别正常的外观、异常的体位或者代偿性的改变。譬如一个 Trendelenburg 征阳性的患者最有可能是髋关节外展肌的功能障碍,但也有可能是髂胫束过度紧张或者弹响髋引起;又如过度的腰椎前凸可能是由于单侧或者双侧髋关节屈曲挛缩后的代偿性改变;髋关节脱位者有其独特站立的姿势;跛行常见于下肢骨关节疼痛或缩短;发育性髋关节脱位严重者臀部后凸,行走时呈鸭步;剪刀步态常见于脑瘫患者。

检查者需要进一步检查髋关节和大腿局部有无畸形、肿胀、窦道和瘢痕等。股骨颈骨折患者呈下肢外旋畸形。股三角区应注意有无包块,性质如何,应注意疝和冷脓肿的区别。臀部骨隆起可能为髋关节后脱位,耻骨或闭孔部异常骨隆起可能是髋关节前脱位,大转子部异常弹响声音可能是弹响髋。

二、触诊

触诊的范围:肌肉、肌腱起止点,骨性凸起(大转子等),骨性关节(骶髂关节和耻骨联合),滑囊等。髋关节触诊需要关注局部皮肤温度、包块、压痛和弹响等方面。髋关节感染常常伴有皮温升高,腹股沟包块需要鉴别腹股沟疝或者肿瘤性占位,需要注意肿块和血管神经的关系。

髋关节的压痛部位具有重要的意义。腹股沟中点或者臀部压痛提示髋关节可能有病变,外侧大转子的浅压痛往往是大转子滑囊炎的表现。髋关节的活动痛也应该是一边检查,一边分析判断病变部位,一般的轻度旋转痛多因关节面的不平滑引起,严重旋转痛多为软组织受牵拉所致,可据此结合压痛部位和旋转方向推测病变软组织。检查者必须仔细感觉任何关节活动范围内的弹响,通常情况下弹响源自腱性止点和骨突的摩擦,有时也可由关节内病变或者游离体引起。检查者通过手部的感觉获取弹响来源的相关信息。

三、活动

关节活动度的检查能够为医师提供非常重要的信息。正常髋关节的活动度已经明确,检查者可以将检查得到的活动度与正常值作对照。关节活动范围中的外展和内旋两个动作最容易在髋关节疾病中受到影响。

髋关节活动度的检查大部分能够在患者仰卧位完成。首先可以进行髋关节旋转试验:检查者可以让患者双侧下肢呈轻度外展状态并伸直膝关节做下肢轴向滚动试验行初步评估,也可以屈曲膝关节,以股骨为轴内外旋转股骨初步评估,后者检查较为方便,当然也可以在俯卧位进行,膝关节屈曲90°进行髋关节旋转活动度的测量。然后进行髋关节的内、外展角度测量,测量时需要注意骨盆的代偿性活动,当骨盆发生代偿活动的时候,检查者可以用一只手辅助固定骨盆消除代偿。最后是髋关节屈伸活动度的测量,髋关节屈曲检查时为消除腘绳肌紧张的影响,因此是在膝关节屈曲的状态下进行,髋关节背伸检查需要患者在俯卧位进行。

为了消除髋关节活动度检查时骨盆和脊柱的代偿性运动,检查时一般遵循以下原则:一下肢屈曲,另一下肢伸直;一下肢外展,另一下肢也外展。这样两下肢互为反向运动,可防止骨盆和脊柱的代偿动作。检查中一边记录,一边推测活动受限的原因。一般明显旋转受限代表关节软骨面的破坏,外展受限可能为软组织病变(压痛点在内侧)或骨组织的病变(障碍在外侧),伸直受限可为关节内病变,也可为腰大肌短缩、痉挛所致。

四、神经系统检查

骨盆和髋关节区域走行着很多重要的血管神经束,所以即使患者没有神经功能损伤的表现,神经系统的检查也是必需的。对于髋关节和膝关节肌力的检查非常重要,髋关节的肌群可分为屈曲(髂腰肌和股直肌等)、后伸(臀大肌和腘绳肌等)、内收(长收肌、短收肌、大收肌、耻骨肌和缝匠肌等)和外展(臀中肌和臀小肌等)四大类,肌力的记录采用标准5级法。

测定屈曲髋关节的肌力可让患者坐位,然后患者屈髋抗阻测定;测定伸髋肌力可让患者俯卧,然后膝部抗阻后伸测定;外展和内收肌力检查可让患者仰卧,膝关节伸直位置,检查者分别在内踝或者外踝进行阻挡测定肌力。外展肌力也可在侧卧位进行测定,一般侧卧位测定髋关节外展肌力对于亚临床肌力缺陷具有较高敏感度。

五、特殊检查

(一)Trendelenburg 试验

主要用于检查髋关节外展肌力尤其是臀中肌的完整性。检查方法如下:患者首先双足站立,然后一侧髋关节抬起,将足部抬离地面。如果患者有足够的髋关节外展肌力,下肢抬高侧的髂翼应该和对侧平行或者略高于对侧,而且患者应该维持这种一侧下肢抬高的姿势,没有躯干的代偿性倾斜。如果躯干发生倾斜意味着患者需要代偿性躯干倾斜达到平衡。阳性的 Trendelenburg 征是躯干发生代偿性倾斜或者下肢抬高侧髂翼下垂,低于对侧髂翼。除髋关节外展肌力下降外,Trendelenburg 试验阳性也可由髋骨性结构张力过高引起,如 Legg-Calve-Perthes 病、骨盆骨折后畸形改变等。

(二)FABER 试验

FABER 试验也称 Jansen 试验或 Patrick 试验,用于鉴别髋关节、骶髂关节和髂腰肌的疾病。患者仰卧位,将髋关节屈曲、外展和外旋,下肢类似一个 4 字,踝关节置于对侧膝关节上。在该位置上,检查者轻轻将膝关节下压,髋关节出现疼痛或者活动度较对侧下降均为阳性表现。FABER 试验也可用于骶髂关节疾病的诊断,其表现为上述操作时出现骶髂关节区域的疼痛,该试验敏感度为 77%,特异度为 100%。由于 FABER 试验涉及髋关节多个平面的复杂活动,所以任何导致髋关节活动度下降的因素均可导致该试验准确性的下降,出现假阳性。

(三)Ober 试验

Ober 试验用来检查髂胫束、阔筋膜和大转子滑囊。患者侧卧位,双侧髋关节、膝关节均屈曲 90°,检查者一手托住小腿和膝盖,另外一手放在髋关节外侧。先将髋关节外展后伸直到和躯干平行,然后让髋关节内收、屈曲到起始位置,腿部不能在内收位屈曲恢复到起始位置,仍然保持在相对外展的位置为阳性。正常者下肢应该屈曲放回到床面并且无疼痛等不适表现。Ober 试验中如果腿部出现不适提示髂胫束过紧,而大转子区域的局部疼痛提示大转子滑囊炎的可能。

(四)Thomas 试验

Thomas 试验用来检查屈髋肌肉尤其是髂腰肌的柔韧性。患者仰卧位,单腿屈曲抱胸,如果对侧髋关节抬离检查床面则为阳性。后来有人改良 Thomas 试验,其方法为:让患者坐在检查床一端,一侧下肢紧贴胸部,然后让患者保持抱住下肢在位置不变的条件下躺下,检查者观察患者躺下的过程,对侧大腿抬离床面则为阳性。除此之外,在改良 Thomas 试验中,如果对侧膝关节被动伸直,可提示股直肌的挛缩。

(五)梨状肌试验或 FAIR 试验

患者侧卧位,床侧下肢保持伸直位,上方下肢屈曲 60°,检查者一手握住患者肩部,另外一手轻度按压屈曲下肢的膝关节部位。如果出现典型的放射痛提示紧张的梨状肌压迫坐骨神经,其敏感度和特异度分别可达到 88% 和 83%。当然,其他疾病也可因为体位改变导致髋关节压力增高出现疼痛症状。

(六)滚动实验

滚动试验是一种简单但有用的方法,可发现髋臼或股骨颈的病变。患者取仰卧位,伸直下肢。检查者滚动下肢产生股骨内外旋转,如果出现髋关节前方或者臀部的疼痛为阳性。如果患者怀疑髋部骨折,该试验可以作为初筛试验,作为是否进行进一步髋关节检查手法操作的依据,以避免加重损伤。

(七)Stinchfield 试验

患者仰卧位,症状侧下肢膝关节完全伸直,髋关节屈曲 20°,检查者在下肢远端轻轻下压,髋关节前方或者臀部疼痛为阳性,提示股骨骨折、髋臼损伤或者髋关节骨关节炎(OA)。

(八)股神经牵拉实验

此试验用来检查股直肌的柔韧性。患者俯卧位,下肢完全伸直,检查者过度屈曲膝关节到极限,但是避免旋转或者过伸髋关节。同侧髋关节抬离床面为阳性,提示股直肌挛缩。但是髋关节的旋转或者过伸可能导致结果的误判。

(九)直腿抬高试验

直腿抬高试验通常用来检查腰椎间盘突出症,但是它也可以用来鉴别髋关节或者臀部疾病。如果抬高过程中因为疼痛受限,可以将膝关节轻度屈曲再抬高下肢,即使轻度屈曲膝关节仍然不能抬高下肢,可能提示臀部疾病,譬如坐骨滑囊炎、脓肿等。下肢放射性疼痛提示坐骨神经激惹,可能是梨状肌或者腰椎间盘突出症等引起。

(十)Gaenslen 试验

患者仰卧于检查床远端,双侧下肢均屈曲抱胸,让患者一侧下肢伸展到床外下垂,检查者辅助保持躯干位置。骶髂关节区域疼痛提示相应病变。

(十一)Craig 试验

患者俯卧位,双下肢膝关节屈曲 90°,检查者一手内外旋患者一侧下肢,另一手扣大转子,至大转子最突出的位置时,记录小腿和床面垂线的角度,该角度反映股骨颈的前倾角。

(十二)骨盆侧方挤压试验

患者侧卧,屈髋屈膝各 90°,检查者侧方挤压骨盆,出现耻骨联合区域疼痛提示相应病变。

(十三)Scour 试验

患者仰卧,检查者将患髋和同侧膝关节屈曲内收并轴向挤压(膝关节指向对侧肩关节),然后做弧形运动将髋关节外展,期间出现疼痛、恐惧或者交锁均提示髋关节盂唇病变或者游离体。该试验的机制类似于膝关节的回旋挤压试验。

(十四)足跟叩击试验

直腿抬高,用拳叩击足跟,髋部疼痛为阳性,提示髋关节负重部位关节面破坏,且为晚期。足跟叩击痛不如从外向内叩击大转子的疼痛出现早。

(十五)Allis 征

患者仰卧,屈髋屈膝,两足平行置于床面,比较两膝高度。不等高为阳性,提示较低一侧股骨或胫骨短缩,或髋关节后脱位。

(十六)Dupuytren(望远镜)征

患者仰卧,检查者一手握膝,一手固定骨盆,上下推动股骨干,若觉察有抽动和音响即为阳性,提示小儿发育性髋关节脱位。

(十七)Ortolani 征

见于小儿发育性髋关节脱位。小儿仰卧,双髋外展,两腿分开,患侧膝关节不能触及床面;如能触及床面,则先有一滑动声响,此为暂时复位标志。

(十八)髂坐线(Nelaton 线)

患者侧卧,髂前上棘到坐骨结节的连线正好通过大转子的最高点,否则为阳性,提示髋关节脱位或股骨颈骨折。

(十九)大转子髂前上棘连线(Shoemaker 线)

左右侧大转子的顶点与同侧的髂前上棘做连线,其延长线相交于腹正中线上。若患侧大转子上移,则两线交于中线旁的健侧。

(二十)髂股三角(Bryant 三角)

患者仰卧位,自髂前上棘向床面作垂线,测大转子与此垂线的最短距离。比较两侧的这一距离,正常时应相等,连接大转子与髂前上棘,构成直角三角形。

第五节　膝关节与小腿检查

一、解剖特点

膝关节是人体最大且结构最复杂的关节,包括 3 个部分:内侧胫股关节、外侧胫股关节和髌股关节,以及髌上囊、半月板和增加关节稳定性的韧带。

(1)髌上囊:位于股四头肌腱和骨面之间,可减少肌腱与骨面的摩擦。

(2)半月板:胫股关节之间有半月板,可缓冲向下的冲击负荷。

(3)前交叉韧带:起于胫骨髁间隆突前方,止于股骨外侧髁后部,可防止胫骨过度前移。

(4)后交叉韧带:起于胫骨髁间隆突后方,止于股骨内侧髁前部,可防止胫骨过度后移。

(5)外侧副韧带:起于股骨外侧髁,止于腓骨小头,从外侧加固膝关节,可防止膝关节过伸。

(6)内侧副韧带:起于股骨内侧髁,止于胫骨内侧髁,分为前纵束和斜束,从外侧加固膝关节,可防止膝关节过伸。

(7)髌韧带:起于髌骨,止于胫骨隆突,从前方加固膝关节,可防止膝关节过屈。

二、体格检查

对关节的检查一般按照望、触、动、量、特殊检查的步骤,先健侧再患侧,遇有病痛处,先远后近。

(一)望诊

观察双侧膝关节及小腿的皮肤色泽,有无瘢痕、肌肉萎缩、肿胀、肿块、畸形,还要注意患者行走步态等。

1.有无皮肤颜色的改变或损伤

可提示外伤造成或是局部感染造成。

2.有无肌肉萎缩

股四头肌萎缩是下肢失用时最早见的体征。常见的引起肌肉萎缩的原因有失用性萎缩和失神经支配。

3.有无畸形或肢体长度改变

先天异常、外伤、关节疾病等都可以造成这些改变。

4.有无关节肿胀

膝关节处于伸直位时,髌骨两侧可有轻度凹陷,若有积液或增厚,则凹陷消失。要注意观察肿胀是局限的还是弥散的。膝关节积液、积血、脓液都可引起局限于关节的肿胀,若是弥漫性肿胀,则要考虑是否有肢体感染、肿瘤、静脉回流异常等。

5.有无膝内、外翻

脱鞋平地站立,尽可能使踝关节和膝关节并拢。正常情况下膝关节能够并拢,双踝之间有 4～6 cm 间距。若双侧股骨内髁分开,则为膝内翻,若双侧踝间距过大,则为膝外翻。内翻膝伴有膝关节内侧疼痛,外翻膝伴有膝关节外侧疼痛,常提示内侧或外侧胫股关节骨关节炎。内翻膝出现膝关节外侧疼痛常提示外侧半月板损伤,反之,外翻膝出现内侧疼痛常提示内侧半月板损伤。

(二)触诊

触诊时要使检查部位处于松弛状态,以减少痉挛状态对检查的妨碍。触诊顺序为先仰卧位检查膝前方(如股四头肌、髌骨、髌韧带和胫骨结节的关系),然后俯卧位检查膝后方。屈膝位检查外侧的股二头肌腱,内侧的半腱肌腱、半膜肌腱是否有压痛或挛缩。

1.有无皮温改变

皮温升高常见于炎症反应(化脓性或非化脓性关节炎),或是肿瘤。但要注意患者是否在体检前使用过膏药、护膝等物品,这会造成局部皮温升高的假象。皮温降低常见于肢体血液循环障碍。

2.有无触痛

触诊患者,询问有无疼痛。如有触痛,需注意是局限性的还是弥散性的。局限性触痛需寻找最明显的触痛点,可帮助诊断(如血管瘤等)。弥散性触痛则可能是炎症反应引起。

3.有无肿块

如有肿块,要注意肿块的部位、范围、深度和性质。

(三)动诊

动诊是骨科特有的检查,在双侧对比下,检查关节的活动。先让患者主动活动,观察其膝关节活动范围、疼痛部位等,再行被动检查。注意不能只将双侧关节活动进行对照(如双侧均病变),还要与膝关节正常活动范围比较。膝关节中立位为 0°,屈曲 120°～150°,过伸 5°～10°。

(1)主动活动受限,被动活动正常:可能是神经性因素或者肌腱断裂等造成。

(2)主动、被动活动均受限:除手术因素(关节融合术)外,可能是纤维性或骨性强直造成。

(四)量诊

包括肢体长度、大腿和小腿周径、关节活动度、肌力、肌张力等的测量。可用皮尺测量长度和周径,用角尺测量关节活动度。

1.下肢长度测量

患者仰卧位,暴露双下肢,将双侧肢体摆放于对称的位置,固定骨盆,以骨性标志为定位点,作两点间直线距离的测量。

(1)下肢全长测量:自髂前上棘经髌骨前方至胫骨内踝的距离。

(2)大腿长度测量:股骨大转子至股骨外上髁的距离或股骨大转子至髌骨上缘的距离。

(3)小腿长度测量:腓骨小头至外踝尖的距离。

2.下肢周径的测量

充分暴露测量部位,双侧应在同一水平部位测量,皮尺拉力适中,过重或过轻都会出现很大差距。测量要客观,不要有主观因素。

(1)大腿周径测量:先确定髌骨位置,在髌骨上缘 10 cm 或 15 cm 处确定测量起点,用皮尺测量周径。要进行双侧对比。

(2)小腿周径测量:通常测量双侧小腿肌腹最粗的地方,确定测量起点,用皮尺进行测量,并双侧对比。

(3)膝关节周径测量:于髌骨中部或髌骨下极缘进行测量,双侧对比。

(五)特殊检查

1.浮髌试验

患者取仰卧位,膝关节伸直,使股四头肌松弛。检查者一手手掌在髌骨上方挤压髌上囊,并且手指挤压髌骨两侧,使液体流入关节腔,另一手的示指以垂直方向轻轻按压髌骨。若感觉髌骨撞击股骨前面,即为阴性,说明积液量较少。若髌骨随着手指的按动而出现浮沉的现象,即为阳性,表示积液量较多。需要注意的是,膝关节积液太多会阻止髌骨下沉,而积液太少时髌骨又不能漂浮,所以只有中量积液,浮髌试验才呈阳性。如果髌骨不稳定,产生倾斜,则可能表现为假阴性。

　　膝关节积液分为3度。三度(＋＋＋):浮髌试验阳性,此时关节腔内有60～80 mL积液。二度(＋＋):浮髌试验阴性,一手拇指和示指分别按压髌韧带两侧关节间隙处,另一手挤压髌上囊,如果拇指和示指因关节内压力作用而张开,则为阳性。此时关节腔内有30～40 mL积液,尚不足以浮起髌骨。一度(＋):上述检查阴性时,一手示指挤压髌骨外侧支持带处,另一手示指于髌骨内侧支持带处检查,如果有液体传递感或波动感则为阳性。

　　2.恐惧试验

　　膝关节伸直,检查者向外侧推移髌骨,然后逐渐屈曲膝关节。屈膝接近45°时,若患者产生髌骨脱位的恐惧感而拒绝继续进行该检查,则为阳性,提示习惯性髌骨脱位可能。

　　3.挺髌试验

　　患者取仰卧位,膝关节伸直,用拇、示指将髌骨向远端推压,嘱患者用力收缩股四头肌,出现髌骨疼痛为阳性,常见于髌骨软骨软化症。

　　4.外翻应力试验

　　患者取仰卧位,膝关节伸直。检查者一手握住患肢小腿端,将小腿外展;另一手按住膝关节外侧,将膝向内侧推压,使内侧副韧带仅承受外展张力。若出现疼痛或异常的外展摆动即为阳性,表示内侧副韧带前纵束松弛或断裂。屈膝30°,用同样方法检查,若结果呈阳性,说明内侧副韧带斜束受损。

　　5.内翻应力试验

　　患者取仰卧位,膝关节伸直。检查者一手握住患肢小腿端,将小腿内收;另一手按住膝关节内侧,将膝向外侧推压,使外侧副韧带仅承受外展张力。若出现疼痛或异常的外展摆动即为阳性,表示外侧副韧带松弛或断裂。

　　6.轴移试验

　　患者取仰卧位,完全伸直膝关节,检查者一手握住患肢小腿端,将小腿外展;另一手按住膝关节外侧,将膝向内侧推压,此时逐渐屈曲膝关节。若在屈膝接近20°时感觉到外侧胫骨平台有向前移位的弹响,则继续屈曲膝关节;在接近40°时可以感觉到外侧胫骨平台复位的弹响,此为轴移试验阳性,提示前交叉韧带受伤或松弛。

　　7.反向轴移试验

　　患者取仰卧位,检查者一手握患者足部,另一手握患者小腿,屈曲膝关节至最大限度,同时外旋小腿。若有外侧胫骨平台向后外侧脱位的弹响,则施以外翻应力,并逐渐伸直膝关节,在接近屈膝40°时,可以感到外侧胫骨平台复位的弹响,此为阳性。阳性结果提示后外侧角(外侧副韧带、股二头肌腱和腘肌腱)受损。

8.抽屉试验

患者取仰卧位,屈膝90°,屈髋45°,检查者坐于检查床上,轻压患肢足作为固定,双手握住小腿,做向前或向后的推拉动作,观察胫骨向前移位程度。当向前拉时,称为前抽屉试验,若出现超过健侧的异常活动,则为阳性,提示前交叉韧带损伤。当向后推时,称后抽屉试验,若较健侧活动度增大,则为阳性,提示后交叉韧带损伤。

9.拉赫曼试验

拉赫曼试验是屈膝30°的前抽屉试验,对于不同体型的患者可以采用不同的检查方法。

(1)对于瘦小的患者,检查者一手握持大腿远端,一手握持小腿近端,在患者仰卧位即可进行检查。

(2)对于大腿较粗的患者,不能够用一只手握持时,让患者仰卧,检查者可屈曲自己的膝关节垫于患者大腿远端之下,再用一手自上固定大腿进行检查。

(3)如果患者非常肥胖,检查者一只手不能握持小腿,可使患者坐于检查台边,屈膝约30°,检查者用双膝部固定患侧足,双手抱小腿近端进行检查。

在检查时不但要检查胫骨的前移程度,更重要的是检查韧带的终止点。相比前抽屉试验,拉赫曼试验在急性或陈旧性损伤时均可使用。拉赫曼试验阳性并伴有软性终止点,说明前交叉韧带完全断裂;拉赫曼试验阳性并伴有硬性终止点,说明前交叉韧带部分损伤,或者关节囊松弛。

10.回旋挤压试验

患者取仰卧位,使膝关节最大屈曲,检查者一手握住患侧足,一手置于关节间隙。

(1)检查内侧半月板:外旋患侧足并同时施以膝关节内翻应力,若此时出现内侧关节间隙的疼痛或弹响,则提示内侧半月板后1/3损伤可能。逐渐伸直膝关节,在屈膝90°时若出现膝关节内侧的疼痛或弹响,则提示内侧半月板中1/3损伤可能。

(2)检查外侧半月板:内旋患侧足并同时施以膝关节外翻应力,若此时出现外侧关节间隙的疼痛或弹响,则提示外侧半月板后1/3损伤可能。逐渐伸直膝关节,在屈膝90°时若出现膝关节外侧的疼痛或弹响,则提示外侧半月板中1/3

损伤可能。

　　需要注意的是,该试验对急性半月板损伤敏感性高,但是特异性低;对于陈旧性损伤,往往难以诱发出典型体征。该试验对内侧半月板的敏感性要高于外侧半月板,但是该试验不能检查半月板前角损伤。

　　11.研磨试验

　　患者取俯卧位,膝关节屈曲 90°,检查者用小腿压住患侧大腿下端,双手握住足跟沿小腿纵轴方向施加压力的同时做小腿外展外旋或内后内旋活动。若有疼痛或弹响,即为阳性,提示外侧或内侧半月板损伤。提起患侧小腿做外展外旋或内收内旋活动,若出现疼痛,则提示外侧副韧带或内侧副韧带损伤。

第六节　踝关节与足部检查

一、病史采集

　　足踝部位最常见的主诉即疼痛、畸形、肿胀、麻木以及感觉异常。医师应了解患者的年龄、性别、职业,以及疾病发生发展的过程,从而进行有的放矢的检查。如马蹄足是先天因素造成,即宫内缺氧造成先天性马蹄足,还是手术或者创伤造成腓总神经引起的马蹄足畸形。对于疾病成因的理解和掌握有助于医师采取最适合患者的治疗方案。对于足部而言,由于承担全身的负重,运动量与足踝部的损伤的情况以及职业对于足踝有着不可忽视的作用,并且会进一步影响到患者术后功能的恢复。

　　位于骨性隆起或者关节周围的疼痛往往是局部异常造成的,而整个前足的跖骨痛多是不平衡的负重与肌肉劳损造成。对于患者足部疼痛的主诉,还应确定疼痛部位以及症状程度是否能与影像学的表现一致,即影像学成像能否解释患者的疼痛部位和疼痛程度也应是医师着重考量的问题。正确理解主诉,必须询问患者发病时的情况、经过以及与全身状况的关系。外伤时特别询问分析受力的方向程度,从而明确诊断。

　　对于畸形的患者,如拇外翻等,我们进行矫形手术时应和患者作好沟通,明确患者的诉求是改变外形还是功能恢复,医师要仔细考量能够做到的效果和手术是否能够解决患者的诉求。肿胀可以分为单侧和双侧、局部和整体等,第一跖骨头的内部凸起(拇囊炎)常见于老年女性。麻木与感觉异常可以出现在全部足趾间或者某单根神经控制区域。腰椎间盘突出症神经根性症状的患者，L_5神经根受压常出现足背与外侧腓肠肌感觉减退，S_1神经根受压出现足外侧缘感觉减退。

二、物理检查

(一)视诊

1.站立视诊

要求患者充分暴露足部，直至膝部，必须让患者在站立时进行观察，因为某些严重的畸形只有在负重位的情况下才能提供给医师必需的信息，例如拇外翻、前足的内收或者外展畸形、足弓高度等。先让患者面朝医师进行观察，再让患者背对医师，观察后足力线、跟腱情况、是否有多趾征等，即扁平足前足外展表现。通过足印法观察负重点，正常足部在站立或运动时，体重经踝关节至距骨，以后经足弓分布于3个负重点，即跟骨、第一和第五跖骨头。通过足印法确诊平足。

2.步态观察

要求患者来回步行，明显的拇指僵直、跖筋膜炎、足跟痛或者应力性骨折、踝关节病等如有症状，均能从步态上看到端倪。足部以上的骨科疾病，如膝关节炎、外翻膝盖等改变足的负重，出现背部疼痛均能影响到步态。常见异常步态包括：马蹄足时造成的"跨阈步态"，即跨步时需要将小腿提高一些才能使足离地面，足跟不能着地；足跟或者前足疼痛造成的疼痛性跛行；两下肢长度不一造成的短肢性跛行；肌肉瘫痪或肌力不足时，需要上肢协助造成的特征性步态；下肢痉挛性步态，俗称"剪刀步态"。

3.静坐检查

患者静坐时，医师应仔细检查患者足背部皮肤皮温，观察足底部的胼胝，提示足底部负重过重或者可能与足底疣相关。足底部的溃疡也应该仔细检查，尤其在伴有周围神经疾病的糖尿病患者。应该衡量溃疡位置、尺寸、溃疡周围的组织和浸润关系、是否存在骨髓炎等。

(1)瘀斑：踝关节骨折与扭伤时，常见踝外前方跗骨窦处有皮下瘀斑。

(2)鸡眼和胼胝：两者多发生在足底负重部位，系摩擦所致。

(3)肿胀：内、外踝下方，足背、跟腱两侧有肿胀，显示踝关节、距下关节有病变。正常踝关节两侧可见内、外踝轮廓，跟腱两侧各有一凹陷区，踝关节背伸时，可见伸肌腱在皮下走行，踝关节肿胀时以上结构消失，见于踝关节扭伤、结核、化脓性关节炎及类风湿关节炎；足背或内、外踝下方的局限肿胀见于腱鞘炎或腱鞘囊肿；跟骨结节处肿胀见于跟腱周围炎；第二、三跖趾关节背侧或跖骨干局限性肿胀，可能为跖骨头无菌性坏死或骨折引起；足趾皮肤温度变冷、肿胀、呈乌黑色则常见于缺血性坏死。

（4）骨质隆起：足背部骨性隆起可见于外伤、骨质增生或先天性异常，内、外踝明显突出，见于胫腓关节分离，内、外踝骨折；踝关节前方隆起，见于距骨头骨质增生。

（5）足部常见畸形有如下几种：①扁平足，内侧纵弓塌陷，负重下足正面观示足外侧缘凹陷，距骨头突出，具有多趾征，跟骨外翻足底前部形成胼胝。②高弓足：足纵弓高起，横弓下陷，足背隆起，足趾分开。③马蹄足：踝关节跖屈，前半足着地，常因跟腱挛缩或腓总神经麻痹引起。④跟足畸形：小腿三头肌麻痹，足不能跖屈，伸肌牵拉使踝关节背伸，形成跟足畸形，行走和站立时足跟着地。⑤足内翻：跟骨内旋，前足内收，足纵弓高度增加，站立时足不能踏平，外侧着地，常见于小儿麻痹症后遗症。⑥足外翻：跟骨外旋，前足外展，足纵弓塌陷，跟腱延长线落在跟骨内侧，见于胫前、胫后肌麻痹。⑦趾间关节畸形，如爪形趾：远侧指间关节（DIP）和近侧指间关节（PIP）均屈曲；锤状趾：PIP 屈曲，DIP 伸直；槌状趾：DIP 屈曲，PIP 伸直或稍屈曲。

（二）触诊

首先，医师应当检查足背动脉，了解足和下肢的血液循环状态。医师将示、中和无名指末节指腹并拢，放置于足背 1～2 趾长伸肌腱间触及有无搏动感。其次，评估患者足部感觉是否存在异常，可令患者主动活动或医师检查时做被动活动，主要检查部位包括踝关节、距下关节、跖趾关节等，可以通过比较患者双足之间的活动度差异来确定。大多数情况下，疼痛是足部主要的症状，必须要精确找到压痛点的位置，可以让患者用一根手指指出足部最痛的地方。内外踝骨折、跟骨骨折、韧带损伤在其解剖位置局部均可出现压痛；第 2、3 跖骨头处压痛，见于跖骨头无菌性坏死；第 2、3 跖骨干压痛，见于疲劳性骨折；跟腱压痛，见于跟腱腱鞘炎；足跟内侧压痛，见于跟骨骨棘或跖筋膜炎。其他触诊诊断出的疾病主要包括足部隆起、关节周围的骨赘、软组织钙化造成的外生骨疣、跟腱或筋膜相关疾病、软组织肿块等，触诊时应注意跟腱张力、足底内侧跖筋膜有无挛缩等。

精确叩击出疼痛部位以及掌握其含义，熟悉解剖层次是正确诊断重要的环节。

1.前足

籽骨:压痛提示籽骨炎、应力骨折或缺血坏死,距骨头无菌性坏死或跖间神经瘤均可伴有前足压痛。挤压前足,趾蹼间出现疼痛、麻木、咔哒声,提示跖间神经瘤可能;第 1、2 跖骨间压痛提示 Lisfranc 损伤;第 5 跖骨基底部压痛提示 Jones 骨折等。

2.中足

舟骨结节压痛:提示胫后肌腱止点病变,或舟骨应力骨折或缺血坏死。足底纤维瘤病:可在足底触及无痛小结节。

3.后足

包括肌腱的触诊:①腓骨肌腱:外踝后方稍下方可触及腓骨长短肌肌腱,抗阻力外翻、跖屈时更加明显。②胫后肌腱:位于内踝与跟骨之间,抗阻力内翻、跖屈时更加明显,胫后肌腱功能不全(PTTD)往往指胫后肌腱腱病患者伴发进展性平足畸形。③胫前肌腱:抗阻力背伸时更加明显,胫骨前肌是最强的足背伸肌,位于内踝前方背伸内翻时最显著部位,肌力减弱时会造成足下垂。④拇长伸肌腱,趾长伸肌腱分别位于胫骨前肌腱的内外侧,抗阻力伸拇、伸趾时更加明显。

跟腱长约15 cm,是人体最粗大的肌腱,由小腿三头肌(比目鱼肌、腓肠肌内、外头)肌腱在足跟上方约 15 cm 处融合形成,位于小腿下 1/3 至小腿后方足跟处。跟腱挛缩亦可造成马蹄足以及特征性跨阈步态,跟腱止点炎症或者跟腱断裂时,局部有压痛,腓肠肌挤压试验阳性可用于鉴别跟腱是否断裂。

韧带检查主要包括:①三角韧带:起自内踝,分别止于舟状骨结节、跟骨载距突和距骨后缘,检查时将手指置于内踝下方,使足外翻时可以体会到三角韧带的紧张感。②距腓前韧带:起自外踝止于距骨颈,可令患者极度跖屈内翻时牵张该韧带协助触诊,该韧带是踝关节损伤中较为常见的韧带,损伤后表现为跗骨窦处出现瘀斑、压痛。③跟腓韧带:患者足内翻时明显,发生断裂可造成踝关节外侧不稳定。

跟骨内侧结节压痛提示跖筋膜炎或跟骨骨刺,跟骨后方压痛提示跟腱止点炎或骨突炎(儿童),小腿挤压试验可诱发下胫腓联合处疼痛。

(三)动诊

人体运动的方向有 3 个平面,即冠状面、矢状面和横断面,而足部的运动可视为围绕三条轴,即冠状轴、矢状轴、垂直轴做旋转运动。其中绕冠状轴:跖屈、背伸;绕矢状轴:旋前、旋后;绕垂直轴:内旋、外旋。内翻:合并旋后、内旋、趾屈;外翻:合并旋前、外旋、背伸。

如出现以下关节异常,则可以影响到正常踝关节的运动,大致包括:①关节挛缩,即关节周围组织挛缩引起的关节活动度异常,如腓肠肌或者跟腱挛缩造成的马蹄足畸形;②关节强直,如风湿性关节炎后期症状,或者创伤后关节内瘢痕粘连致病等;③关节囊破坏或者支持韧带撕裂造成关节活动范围超常等;④由于肢体骨折不愈合形成假关节或骨缺损所造成的假关节运动等。

在下肢的活动度中,最重要的是以下 3 个关节。

1.第一跖趾关节

评估第一跖趾关节时踝关节应放松处于跖屈状态,因为医师更关心的是关节内部病变造成的活动度限制。

2.踝关节

正常踝关节的活动度:平均为跖屈 48°,背屈 18°。当膝关节伸直时,踝关节的背屈≤10°,称为马蹄足畸形。马蹄足的原因主要包括:①软组织挛缩,如腓肠肌和(或)跟腱、关节囊挛缩等;②骨性阻挡,如踝关节前方撞击,当踝后方结构限制了踝关节背伸活动时,踝关节前方压力会增大,继而引起踝关节前方炎症或软骨损伤,踝关节前方骨赘形成,以减小单位面积的压力;③神经肌肉功能紊乱,如创伤后腓总神经损伤等。许多情况下,具有慢性平足畸形的患者也会发生腓肠肌挛缩从而造成踝关节活动度受限。在伸膝关节和屈膝关节状态下,分别被动背伸踝关节。如果屈膝时,踝关节可背伸超过 10°,而伸直膝关节不能超过 10°,表明腓肠肌有挛缩。如果伸屈膝关节,踝关节背伸均不能超过 10°表明有跟腱挛缩。

3.距下关节

正常后足在冠状平面的活动完全依赖于距下关节与距舟关节。针对青少年平足,可以采用距下关节制动术进行治疗。

(四)量诊

包括长度测量、周径测量和角度测量等。比较双侧之间的差异以及病史采集必不可少。负荷力线包括下肢负重力线、小腿轴线、胫骨轴线、外踝轴线等。

其中外踝轴线为经外踝尖向下的垂直轴线,正对足外侧长度后、中 1/3 交界处,其临床意义:踝关节脱位时此轴线发生改变。内外踝之间的距离为踝宽度。足弓高度:正常足弓指数=足弓高度/足长度×100,正常指数为 29～31,轻度平足时,其指数为 29～25,<25 时诊断为严重平足。足弓角测量:在负重位侧位片上进行测量。足弓正常角度:内弓、外弓、前弓、后弓都在 130°以下。足顶角测量,该角由第 1 跖骨头、跟骨结节和内踝 3 点所形成,正常为 95°,平足为 105°～120°,高弓可达 60°。针对拇外翻的患者,在正位片上测量其拇外翻角度。

(五)特殊物理检查

1.提踵试验

受检者正常站立,健侧先做提踵60°及30°动作,患侧再做同样动作。若跟腱断裂,则患侧只能做60°提踵而不能完成30°提踵。

2.斯特兰斯基征

患者仰卧,检查者握住患肢足趾迅速使之跖屈,若前足弓有炎症可发生疼痛,为阳性。

3.Mulder征

检查者一手张开,拇指和其他4指分别从患足第1与第5跖骨头处向中间挤压,同时用另一手的拇、示指分别置于相邻跖骨间隙中自足背、跖两侧对向挤压,若引发局部疼痛,并向两指远侧放射为阳性,提示可能有跖间神经瘤。

4.跗管综合征

在跗管内,胫神经可被屈肌支持带卡压而产生跗管综合征,此时,叩击内踝下方可引出Tinel征。

5.踝关节前抽屉试验

患者取坐位,双小腿悬于床边。检查者一手固定小腿,另一手握住跟骨,踝关节跖屈20°。检查者用握跟骨的手用力向前拉跟骨,试图将跟骨与距骨向前脱离踝穴。若足能过分前移(常伴随一声闷响)即为阳性,提示距腓前韧带、踝关节前关节囊与跟腓韧带断裂。

6.Keen征

踝关节Pott骨折脱位时,内外两踝横径增大,即为阳性体征。

7.Helbing征

两足正常站立时,跟腱长轴与下肢长轴平行,足外翻时跟腱长轴向外偏斜,偏斜程度与外翻程度成正比。

第七节　运动功能检查

一、肌容积

(一)肌容积概念

肌容积反映肌肉生理大小及强度,是肌肉机械力的决定因素,对患者日常活动功能及运动员的比赛表现有重要影响。最大肌力取决于平行肌束数量,与肌肉生理最大横截面积成正比,通过肌容积与肌筋膜长度进行计算可获得。而肌肉功率则取决于肌容积的大小,相比肌力能更好地反映日常活动功能。在制动导致的肌肉退变、年龄老化、失重状态、长期失用及其他肌肉萎缩性疾病时肌容积减小,锻炼、机械负重增加等因素使肌容积增大。肌容积减少与肌萎缩性疾病的功能性分级进展密切相关。此外,在肌肉收缩的数字模型中肌容积大小决定了能量消耗以及肌肉效能。

(二)测量方法

1.肢体周径测量

肢体周径测量可以间接反映肢体肌容积大小总和,但受脂肪结缔组织干扰较大。测量时患肢和健肢必须放在对称位置,以相同的解剖标志为起止点,双侧对比测量,可反映肌萎缩的程度与康复训练的效果。

上肢周径:通常测两侧肱二头肌肌腹部分,前臂在最粗的部位。大腿周径:通常在髌骨上 10 cm 或 15 cm 处测量,小儿在髌上 5 cm 处测量。小腿周径:通常在近 1/3 腓肠肌肌腹最粗部位测量周径。

2.磁共振测量法

通过磁共振信号能够较好地区分肌肉与脂肪组织及结缔组织的边界,测量结果精确性较高,是目前广泛应用的测量方法。磁共振扫描获得目标肌肉的横断面,通过计算机软件对目标肌肉进行三维重建,将横断面积与层厚的乘积累加后计算获取目标肌肉的肌容积。磁共振测量法缺点:极其耗费时间,需要手动标记横断面上目标肌肉的轮廓;对于无法较长时间保持静止的患者,常常需要纠正运动伪影;不适用于安装心脏起搏器或有金属植入物的患者。

3.计算机断层扫描(CT)测量法

与磁共振相似,通过扫描获得目标肌肉的横断面,根据 CT 密度值的设定,通过计算机软件自动对肌肉组织进行识别获取目标肌肉组织的横断面积。该方法将肌肉组织半自动地与周围组织区分开,因此操作简便,并且适用于无法使用磁共振的患者。缺点是对肌肉与结缔组织无法精确区分,受试者的辐射暴露并且该方法无法评估 $<300\ cm^3$ 肌肉。

4.B超测量法

B超测量法与磁共振相比有 $<16\%$ 的误差,误差来自B超测量过程中B超探头对肌肉软组织压迫所导致的形变。该测量法优点是对设备的要求较低,测量设备便于携带,操作较省时间,费用低廉。

5.双能 X 射线吸收法

用于全身肌容积的测量,可区分人体骨组织、脂肪组织与无脂肪软组织的质量。但对四肢肌容积进行测量时需要手动对肢体与躯干部分进行分割。该方法容易产生误差,无法测量单独骨骼肌的肌容积大小。

二、肌力

(一)肌力概念及评级标准

肌力指肌肉主动收缩的力量,肌力评级标准目前通用的是 Code 6 级分法。

0 级:肌力完全消失,无活动。

Ⅰ级:肌肉能收缩,关节不活动。

Ⅱ级:肌肉能收缩,关节稍有活动,但不能对抗肢体重力。

Ⅲ级:能对抗肢体重力使关节活动,但不能抗拒外来阻力。

Ⅳ级:能对抗外来阻力使关节活动,但肌力较弱。

Ⅴ级:肌力正常。

(二)肌力检查方法

在关节主动活动时施加阻力与所测肌肉对抗,测量其肌力,并进行双侧对比,全身肌肉大致可分为颈部和躯干肌肉、肩带和上肢肌肉、骨盆带和下肢肌肉 3 组。各肌肉肌力检查法如下。

1.胸锁乳突肌

由 $C_{2\sim3}$ 副神经颈丛肌支支配,检查时嘱患者头向一侧倾斜,脸转向对侧,检查者对此动作给予阻力。

2.斜方肌

由 $C_{3\sim4}$ 副神经外侧支支配,检查时嘱患者耸肩,检查者对此给予阻力。

3.菱形肌

由 $C_{1\sim5}$ 肩胛脊神经支配,检查时嘱患者用力向后内收一侧肩胛,肩胛内缘上提,检查者予对抗阻力。

4.前锯肌

由 $C_{5\sim7}$ 胸长神经支配,检查时嘱患者双手用力推一物体,如斜方肌用力时,该肌正常使肩胛内缘紧贴胸壁,麻痹时肩胛骨与胸壁分离呈"翼状肩"。

5.胸大肌

由 $C_5 \sim T_1$ 胸前内侧皮神经支配,检查时嘱患者肘关节稍屈曲,上肢外展,然后内收上臂,检查者给予阻力。

6.冈上肌

由 C_5 肩胛上神经支配,检查时嘱患肩外展,医师给予阻力。

7.冈下肌

由 $C_{5\sim6}$ 肩胛上神经支配,检查时嘱患者肘关节屈曲,再使上臂外旋,医师给予阻力。

8.背阔肌

由 $C_{6\sim8}$ 胸背神经支配,检查时嘱患者上臂外展至 90°后,做内收动作,医师一手抵住患者的肘部,并给予阻力,一手触摸肩胛下角肌肉的收缩。

9.三角肌

由 $C_{5\sim6}$ 腋神经支配,检查时嘱患者将上肢外展 15°~90°,医师对此动作给予阻力。

10.肱二头肌

由 $C_{5\sim6}$ 肌皮神经支配,检查时嘱患者前臂置旋后位,然后屈肘,医师对此动作给予阻力。

11.肱三头肌

由 $C_{7\sim8}$ 桡神经支配,检查时嘱患者肩外展肘屈曲,做抗阻力伸肘动作,并触摸收缩的肱三头肌、肘后肌。

12.肱桡肌

由 $C_{5\sim6}$ 桡神经支配,检查时嘱患者前臂置于中立位与旋后位之间,嘱其前臂旋前并屈肘。

13.桡(尺)侧腕伸肌

由 $C_{5\sim6}$ 桡神经支配,检查时嘱患者腕关节于外展位,并做伸腕动作。

14.旋后肌

由 $C_{5\sim6}$ 桡神经支配,检查时患者前臂置于旋前位,嘱其做旋后动作,医师对此动作给予阻力。

15.伸指总肌

由 $C_{5\sim6}$ 桡神经支配,检查时嘱患者掌指关节于伸直位,中、末节手指于屈曲位,然后做伸直手指的动作,医师给予阻力。

16.拇外展肌

由 $C_{5\sim6}$ 桡神经支配,检查时嘱患者拇指做外展动作,医师对此动作给予阻力。

17.旋前圆肌

由 $C_{6\sim7}$ 正中神经支配,检查时患者肘伸直,前臂呈旋后位,嘱其前臂旋前,医师给予阻力。

18.桡侧腕屈肌

由 $C_{6\sim7}$ 正中神经支配,检查时嘱患者腕关节背伸,做屈腕动作,医师对此给予阻力。

19.拇收肌

由 C_8、T_1 尺神经支配,检查时嘱患者做拇指内收动作,医师给予阻力。

20.尺侧腕屈肌

由 C_8、T_1 尺神经支配,检查时嘱患者腕关节呈内收位,在此位置上,做屈腕动作,医师对此动作给予阻力。

21.蚓状肌

第1、2蚓状肌由 $C_{6\sim7}$ 正中神经支配,第3、4蚓状肌由 C_8、T_1 尺神经支配,骨间肌由 C_8、T_1 尺神经支配,检查时嘱患者示、中、环、小指在近端和远端指间关节伸直位时,屈曲掌指关节,医师对此动作给予阻力。

22.腹直肌

由 $T_{5\sim12}$ 肋间神经支配,检查时患者仰卧,做起坐动作,医师对此动作给予阻力。

23.髂腰肌

由 $L_{1\sim4}$ 股神经支配,检查时患者取坐位或仰卧位,先屈曲膝关节,再做屈髋动作。

24.缝匠肌

由 $L_{1\sim3}$ 股神经支配,检查时患者坐位,膝关节呈半屈曲位,嘱其外旋大腿,医师对此动作给予阻力。

25.股四头肌

由 $L_{2\sim4}$ 股神经支配,检查时患者取坐位或仰卧位,膝关节屈曲,嘱其伸直膝关节。

26.股内收肌

由 $L_{2\sim4}$ 闭孔神经支配,检查时患者仰卧,先将双下肢伸直外展,然后做夹腿动作。

27.股外旋肌

由 $L_4 \sim S_2$ 坐骨神经支配,检查时嘱患者屈膝,略屈髋,在膝外侧、踝内侧施加阻力,髋用力外展。

28.股后肌

由 L_4～S_2坐骨神经支配,检查时患者取仰卧位,髋、膝关节屈曲至 90°,在此位置上嘱患者屈曲膝关节,医师给予阻力。

29.臀中肌

由 L_4～S_1臀上神经支配,检查时患者取侧卧位,下肢伸直内旋,大腿做外展动作,医师给予阻力。

30.臀大肌

由 L_4～S_1臀下神经支配,检查时患者取俯卧位,小腿屈曲,大腿后伸,医师给予阻力。

31.胫前肌

由 L_6～S_1腓深神经支配,检查时嘱患者足背伸、内翻,医师给予阻力。

32.趾长伸肌

由 L_4～S_1腓深神经支配,检查时嘱患者伸 2～5 趾末节,医师对趾端背侧给予阻力。

33.腓骨肌

由 L_4～S_1腓浅神经支配,检查时嘱患者足尽量跖屈,并使足外翻,医师给予阻力。

34.趾屈肌

由 L_5～S_2胫神经、L_5～S_1足底内侧神经支配,检查时患者近端趾关节伸直,嘱其屈曲 2～5 趾之末节,医师在其趾端跖面给予阻力。

35.胫后肌

由 L_5～S_2胫神经支配,检查时嘱患者足部跖屈并同时做足的内收、内旋动作,医师对此动作给予阻力。

36.小腿三头肌

由 L_4～S_2胫神经支配,检查时患者取俯卧位,膝关节伸直。嘱其踝关节跖屈,医师给予阻力。

三、肌张力

肌张力是指肌肉在静止状态下的紧张度。一定的肌张力是维持肢体位置、支撑体重的基础,也是保证肢体运动控制能力、维持空间位置、进行各种复杂运动的必要条件。

(一)对肌张力的检查

1.静止性肌张力

在肢体静息状态下,通过观察肌肉外观、触摸硬度、被动牵伸运动时肢体活动受限的程度及其阻力来判断。

2.姿势性肌张力

在患者变换各种姿势过程中,观察肌肉的阻力和肌肉的调整状态。

3.运动性肌张力

在被检查者完成某一动作的过程中,检查相应关节的被动运动阻力。

(二)临床上肌张力的异常

1.肌张力减低

肌张力减低又称为肌张力迟缓,常表现为降低和缺乏、被动运动时的阻力消失、牵张反射减弱、肢体处于关节频繁的过度伸展而易于移位(松软)等现象。肌张力弛缓时,运动的整体功能受损,且伴有肢体肌力弱、麻痹或瘫痪。肌张力降低可见于脊髓损伤早期脊髓休克阶段,或颅脑外伤、脑血管意外早期阶段,也可由下运动神经元损害或原发性肌病所致。

2.肌张力增高

肌张力增高表现为肌肉较坚实,被动运动时阻力较正常增大,活动幅度受限。肌张力增高常可分痉挛性、强直性两种形式。痉挛性的肌张力增高伴发于锥体束损害,脊髓反射受到易化。上肢屈肌张力增高,呈折刀状,下肢伸肌张力增高。被动运动患者关节活动时,在肌张力增高情况下出现阻抗感,这种阻抗感与运动的速度有关。快速地牵伸在缩短状态中的肌肉立即引起收缩、感到痉挛状态,牵伸到一定幅度时,阻力又突然消失,即所谓"折刀状",见于锥体外系病变,如帕金森病等。痉挛性肌张力增高常由上位运动神经元损伤后所致,常见疾病包括脊髓损伤、脱髓鞘性病变、脑血管意外后、脑外伤、去皮层强直、去大脑强直、脑性瘫痪等。在临床上可表现为肌张力增高、腱反射亢进、阵挛、异常的脊髓反射、被动运动的阻力增加和运动协调性降低。

强直性肌张力增高见于某些锥体外系病变中的特殊张力变化,其肌张力增高有选择性,上肢以内收肌、屈肌与旋前肌为主,下肢以伸肌肌张力增高为主。被动运动患者肢体活动时所遇到的阻力一般比痉挛性者小,但和肌肉当时的长度即收缩形态并无关系,在伸肌和屈肌间也没有区别。无论动作的速度、幅度、方向如何,都遇到同等的阻力。这种肌张力增高称为铅管样强直,如因伴发震颤而产生交替性的松、紧变化,称为齿轮样强直。

3.肌张力障碍

肌张力障碍是一种以张力损害、持续的和扭曲的不自主运动为特征的运动功能亢进性障碍。肌张力障碍可由中枢神经系统缺陷所致,也可由遗传因素(如原发性、特发性肌张力障碍)所致。其特征是肌肉收缩可快或慢,且表现为重复、模式化(扭曲),张力以不可预料的形式由低到高变动。张力障碍性姿态为一持续扭曲畸形,可持续数分钟或更久。

(三)临床评定

1.肌张力降低的分度

(1)轻度:肌力下降;将肢体置于可下垂的位置上并释放时,肢体只能短暂地抗重力,旋即落下,仍存在一些功能活动。

(2)中到重度:肌张力显著降低或消失;徒手肌力评定肌力为 0 级或 1 级;将肢体置于可下垂位置上并释放时,立即落下;不能进行任何功能活动。

2.对肌痉挛的评定

对肌痉挛的评定常采用 Ashworth 分级法(表 1-1)。

表 1-1　评定肌痉挛的 Ashworth 分级法

分　级	表　现
0	肌张力降低
1	肌张力正常
2	肌张力稍高
3	肌张力高,肢体活动受限
4	肌肉僵硬,肢体被动活动困难或不能

四、不自主运动及步态分析

(一)不自主运动

1.概念及临床表现

不自主运动是指患者在意识清楚情况下,身体某些部分或某些肌群出现的主观意志不能控制的肢体动作或肌肉收缩,常常表现为无目的、不自主的病态动作。不自主运动与基底核病变有密切关系。其主要症状包括震颤、舞蹈样运动、手足徐动症、扭转痉挛、肌阵挛、肌束震颤、肌痉挛等。

2.体格检查

不自主运动可受运动、睡眠、精神状况及温度等因素影响。因而体格检查应在室温、环境良好,安静的状态下进行。注意检查不自主运动的部位、方向、频率、速度、幅度、规律性、持续时间、静止状态、运动时及姿势变化时的变化,观察时间需要稍长些。体格检查注意事项有以下几点。

(1)震颤:是身体的一个部位还是全部,是遵循一定方向的、不自主的、节律性的还是无节律性的颤动,是静止性震颤还是动作性震颤。

(2)舞蹈样运动:应注意检查头面部和肢体躯干,判断是上肢症状重还是下肢症状重,注意耸肩、转颈、伸臂、摆手、伸屈手指等特点。另外应检查肌张力的情况。

(3)手足徐动症:应注意手足扭转运动时的肌张力,肌痉挛、肌松弛时的肌张力,随意运动和安静状态时的肌张力。

(4)肌张力改变:应注意肌肉强直是齿轮样强直或铅管样强直还是折刀样强直,是变换不定的肌张力,还是游走性肌张力增高,是否与情绪激动有关,患者安静或睡眠时肌张力是否改变。

(5)肌阵挛:应注意是否有节律性。

(6)肌束震颤:应注意其部位以及震颤的性质、范围、幅度及时间等。

(7)肌痉挛:应注意是阵发性还是强直性的痉挛。

(二)步态分析

1.步态评定内容

正常的步态是神经系统支配有关的躯体和双下肢协同收缩或舒张,并借助地面反作用力,推动人体前进的一种运动。步态评定的内容主要包括异常步态出现的原因,它依据疾病的种类不同而异。在评价步态时必须清楚患者的基本诊断,对全身状况、平衡能力、耐力、关节活动度、肌力等进行全面评价。

2.步态观察注意事项

观察步态时应让患者在放松的状态下往返步行,然后在同一高度的四个方向观察步行时的全身姿势是否协调,双下肢关节的姿势和活动幅度是否正常,骨盆的运动、重心的转换及上下肢的摆动是否对称,行走的速度和节律是否恰当。并可根据实际需要让患者快速或慢速行走、上下坡或上下楼梯台阶行走。

3.异常步态

异常步态出现的原因有多种情况,生理结构、关节、肌肉、神经系统调节功能障碍均可导致。常见的异常步态及表现如下。

(1)不等长步态:各种疾病引起一侧下肢短缩,一般一侧短缩在 3.5 cm 以内可通过代偿来弥补。但是超过 3.5 cm 时,则会出现骨盆摇摆,肩膀倾斜,通过健侧髋、膝过度屈曲及踝关节过度背伸来代偿。这时的步态又称为斜肩步(常见于截肢术后及小儿麻痹症患者)。

(2)关节挛缩强直步态:髋关节强直表现为腰段脊柱和健侧髋关节过度运动,行走时步幅缩短,躯干前后摆动幅度加大。膝关节强直表现为健侧髋部下沉,足尖步行,患侧划弧来回旋代偿;膝关节屈曲挛缩超过30°,可表现为下肢不等长跛行步态。踝关节跖屈挛缩及马蹄足患者,行走时足跟不能着地,摆动时髋膝关节过度屈曲。

(3)疼痛步态:患者负重时引起疼痛,步行的支撑期短,通过缩短步长来减少患肢的负重时间,严重者可呈现跳跃式步态。

(4)偏瘫步态:因神经系统损伤如脑卒中导致患侧肌张力高,膝关节僵硬伸直,患足下垂、内翻,摆动时骨盆上提,髋关节外展外旋,使患肢经外侧划一个弧形前进,又称划圈步态。

(5)剪刀步态:髋肌内收痉挛,行走时摆动腿向内侧迈出,双膝内侧互相碰撞,又称交叉步(常见于双下肢痉挛性瘫痪)。

(6)慌张步态:行走时上肢交替动作消失,下肢阵发性加速,不能骤停或急速转弯,慌张前冲(常见于帕金森病)。

(7)醉酒步态:左右摇摆,不能走直线,通过双上肢外展来帮助平衡(常见于小脑病变)。

(8)鸭步:步行时左右摇摆如鸭步,常见于佝偻病、大骨节病、进行性肌营养不良、先天性髋关节脱位等。

五、共济运动检查

(一)共济运动的定义

机体任一动作的完成均依赖于某组肌群协调一致的运动,这种运动被称为共济运动。这种运动主要靠小脑的功能以协调肌肉活动、维持平衡和帮助控制姿势,也需要运动系统的正常肌力,前庭神经系统的平衡功能,眼睛、头、身体动作的协调,以及感觉系统对位置的感觉共同参与作用。这些部位的任何损伤均可出现共济失调。

(二)共济失调的分类

临床上常见的共济失调是小脑性共济失调,其次是感觉性共济失调和前庭性共济失调。

1.小脑性共济失调

睁、闭眼均有共济失调表现,肌张力减低。小脑半球病变以肢体共济失调为主,小脑蚓部病变以躯干共济失调即平衡障碍为主。

2.感觉性共济失调

这种共济失调系深感觉缺失所致,故睁眼视力代偿后,共济失调不明显。多累及下肢,出现肌张力减低、腱反射消失、震颤觉和关节位置觉丧失,行走时有如踩棉花感,为此,患者行走时举足过高,踏地过重,呈现"跨阈步态"。黑暗中症状更加明显。感觉性共济失调见于脊髓后索及严重的周围神经病变。

3.前庭性共济失调

从前庭、前庭神经到前庭核及其中枢联系通路的损害,均可引起共济失调。前庭周围部(前庭和前庭神经)病变造成晕眩、站立和步态不稳、躯体偏斜和对指试验时手指偏斜,方向与眼震的慢相方向一致;眼球震颤与眩晕程度一致;发作时间不长,并有反复发作的倾向;伴有迷走神经刺激症状如恶心、呕吐、出汗、面色苍白等。前庭中枢部(前庭神经核及其中枢联系和中枢)病变引起平衡障碍较轻,眩晕轻,病程时间长,迷走神经刺激症状轻,眼震与眩晕和躯体倾斜方向无一定关系。

(三)共济运动的常用检查方法

1.指鼻试验

嘱患者前臂伸直、外旋,以示指接触距其前方 50 cm 检查者的示指,再以示指触自己的鼻尖,由慢到快,先睁眼、后闭眼,重复进行。小脑半球病变时同侧指鼻不准,如睁眼时指鼻准确,闭眼时出现障碍则为感觉性共济失调。

2.对指试验

被检者张开双上肢,使双手示指由远而近互碰指尖,观察动作是否准确。

3.跟-膝-胫试验

嘱患者仰卧,上抬一侧下肢,将足跟置于另一下肢膝盖下端,并沿胫骨前缘徐徐向下推移直达踝部,先睁眼、后闭眼,双下肢分别进行。小脑损害时动作不稳,感觉性共济失调者则闭眼时足跟难以寻到膝盖。

4.快速轮替动作

嘱患者伸直手掌并以前臂做快速旋前旋后动作,或一手用手掌、手背连续交替拍打对侧手掌,共济失调者动作缓慢、不协调。

5.闭目难立征

嘱患者双足平行靠拢直立,闭目,双上肢向前平伸,先睁眼后闭眼,观察其姿势平衡。感觉性共济失调时,睁眼站立稳,闭目时不稳,称为 Romberg 征阳性,为后索病变;小脑性共济失调时无论睁眼闭眼均站立不稳,闭眼更明显,为小脑病变。

第二章

上 肢 损 伤

第一节 肩部骨折与脱位

一、锁骨骨折

锁骨是胚胎时期第 1 块发生骨化的骨,同时也是唯一的仅通过膜内化骨的长骨。锁骨骨折是全身最常见发生的骨折之一,占全身骨折的 5%～12%。各种年龄均可发生锁骨骨折,但多见于青壮年及儿童。新生儿锁骨骨折也是一种常见的产伤。

(一)应用解剖

锁骨是上肢与躯干的连接和支撑装置,呈"S"形,全长分一体两端,内侧为胸骨端,外侧为肩峰端。锁骨肩峰端粗糙而扁宽,末端有卵圆形关节面,与肩胛骨的肩峰构成肩锁关节,锁骨的胸骨端肥大,末端与胸骨构成胸锁关节。肩锁韧带、喙锁韧带及三角肌和斜方肌复合固定锁骨。锁骨的外 1/3 扁平,适合承受肌肉和韧带的牵拉;内 1/3 呈管状,适合承受轴向的压力和拉力,有利于保护其深面的神经血管;中 1/3 呈圆柱状,骨直径较细,且少有肌肉、韧带附着,是锁骨的力学薄弱部,特别是轴向的负荷更易导致其骨折。锁骨的血运较为丰富,主要由肩胛上动脉和胸肩峰动脉供给。锁骨后方有锁骨下血管、臂丛神经,位于第一肋骨与锁骨之间,骨折可导致这些血管、神经损伤。

(二)骨折机制及分型

锁骨骨折常发生于间接暴力,常见的受伤机制是侧方摔倒,手掌、肘部或肩部着地,传导暴力冲击锁骨发生骨折。更多的骨折发生于高能交通事故或竞技运动中。直接暴力常常从前方或上方作用于锁骨,导致横行或粉碎性骨折,但较少见,粉碎性骨折块向下移位,有引起臂丛神经及锁骨下血管损伤的可能,如骨折向上移位,可刺破皮肤形成开放性锁骨骨折,但开放性锁骨骨折少见。

锁骨骨折好发于青少年,常发生于锁骨中段,因儿童骨折后骨折断端被坚韧的骨膜固定,较少移位,常呈青枝骨折。成人则多为斜形、粉碎性骨折。锁骨中段骨折可分为横形、斜形和粉碎性骨折。骨折近端因胸锁乳突肌的牵拉向后上移位,远端因三角肌的牵拉向前下移位,并有重叠畸形。锁骨外侧端骨折较少见,常因肩部的重力作用,骨折远端向下移位,近端向上移位。如移位超过 1 cm,提示喙锁韧带完全断裂,手术时应予以修复。锁骨内侧端骨折罕见,常为直接暴力引起,骨折很少移位。

目前常见的锁骨骨折分型为 Craig 分型:Ⅰ型,锁骨中 1/3 处骨折;Ⅱ型,锁骨外 1/3 处骨折;Ⅲ型,锁骨内 1/3 处骨折。这种分型有助于医师和患者了解锁骨骨折的部位、损伤机制及临床表现,从而选择适当的治疗方案。

(三)临床表现

锁骨位置表浅,骨折后主要表现为局部肿胀、皮下淤血、压痛或有畸形,畸形处可触到移位的骨折断端,如骨折移位并有重叠,则肩峰与胸骨柄间距离变短。患者患侧肢体功能受限,肩部下垂,上臂贴胸不敢活动,并用健手托扶患肘,以减少肩部活动引起骨折断端移动所导致的疼痛;头部偏向患侧,以缓解因胸锁乳突肌牵拉引起的疼痛。触诊时可扪及骨折端,骨折部位压痛,可触及骨擦音及锁骨的异常活动。幼儿青枝骨折畸形多不明显,他们皮下脂肪丰满,且常不能自诉疼痛部位,只有啼哭表现,但其头部多向患侧偏斜、颌部转向健侧,此特点有助于临床诊断。有时直接暴力引起的骨折,可刺破胸膜发生气胸,或损伤锁骨下血管和神经,出现相应的症状和体征。

疑有锁骨骨折时需做 X 线检查确定诊断:前、后位及 45°斜位可检查中 1/3 及内 1/3 处锁骨骨折,外 1/3 处锁骨骨折一般可由前、后位及向头倾斜 40°位 X 线检查结果作出诊断,必要时行双肩负重时的正位 X 线检查,以判断喙锁韧带损伤情况。对于胸锁关节及肩锁关节内的骨折,有时需进行 CT 及 MRI 检查才能精确地判断。锁骨后方有臂丛神经及锁骨下血管通过,对于锁骨骨折患者,应常规检查患肢神经功能及血供情况,避免漏诊。

(四)治疗

锁骨内 1/3 处骨折,很少需要手术治疗,除非有严重的移位和神经、血管损伤。儿童的青枝骨折及成人的无移位骨折可不做特殊治疗,用三角巾或颈腕吊带悬吊患肢 3～6 周即可开始功能锻炼。成人有移位的中段骨折,采用手法复位,横行"8"字石膏固定 4～5 周。患者取坐位,术者在患者背后用膝顶住患者背部,两手握住患者上臂使肩向后、上、外牵拉,患肢挺胸即可达到复位。同时另一术者用拇指和示指捏住骨折远近端进行复位。复位后术者维持复位姿势,另一助手在患者腋窝处及骨折处放置棉垫,用"8"字绷带固定。石膏固定后应严密观察双上肢血液循环及感觉、运动功能,必要时调整石膏松紧度。

手术治疗适用于以下情况:①开放性骨折;②有穿破皮肤危险的难以复位的骨折;③多次复位后难以维持稳定,影响外观;④骨折移位≥2 cm;⑤合并血管神经损伤;⑥陈旧性骨折不愈合;⑦有移位的锁骨外 1/3 骨折;⑧合并上肩部悬吊复合体(SSSC)损伤;⑨特殊患者不能耐受石膏固定。

切开复位内固定时,应根据骨折的部位、骨折类型和移位情况,选择接骨板、螺钉或克氏针、弹力髓内针等。锁骨外 1/3 处骨折时,可采用张力带钢丝或"T"形接骨板,并应修复喙锁韧带,也可采用锁骨钩接骨板进行固定(图 2-1、图 2-2)。

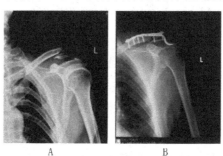

图 2-1　锁骨远端骨折锁骨钩固定

A.术前;B.术后

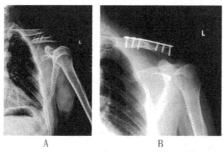

图 2-2　左锁骨中 1/3 粉碎骨折,重建接骨板固定

A.术前;B.术后

(五)术后处理

锁骨中 1/3 处骨折,术后悬吊 7～10 天,在悬吊期间可进行肩关节钟摆活动、肩关节水平以下活动锻炼和肘关节、腕关节功能锻炼,6～8 周骨折愈合后进行肩关节水平以上功能锻炼。术后 3 个月可恢复日常工作和生活。锁骨外 1/3 处骨折悬吊时间为 4～6 周,功能锻炼方法同锁骨中 1/3 处骨折。

(六)并发症

1.骨折不愈合

锁骨骨折不愈合的发生率为 1%～4%,常见的因素有固定不牢固、严重的创伤、再发骨折、远 1/3 处骨折、骨折有明显的移位。骨折不愈合表现为进行性畸形加重,造成肩关节内收、短缩、内旋。对于骨折不愈合主要的治疗方案是切开复位接骨板螺钉固定加植骨。

2.畸形愈合

儿童锁骨骨折后短缩非常常见,但对上肢功能影响不大,短缩和成角畸形也可以重新被塑形。成人锁骨骨折畸形愈合后,常遗留短缩和成角畸形。

3.血管神经损伤

血管神经损伤较为少见,常发生于先天变异的情况下,肋锁间隙狭小,出现血管神经压迫情况。

4.创伤性关节炎

约 6% 的患者出现创伤性关节炎症状,胸锁和肩锁关节内骨折易导致其发生,但远端锁骨骨折后引起的退行性改变更为常见。

二、肱骨近端骨折

肱骨近端骨折是指包括肱骨外科颈在内及以上部位的骨折,临床上比较多见,占全身骨折的 4%～5%,占肩部骨折的 26%。肱骨近端骨折 75% 见于老年骨质疏松患者,25% 见于暴力损伤后的年轻人,男性比例较高。

(一)应用解剖

肱骨近端包括肱骨头、大结节、小结节及肱骨近端干骺端,大小结节形成结节间沟,肱二头肌肌腱从其内通过。肱骨头与大、小结节之间的部分称为肱骨解剖颈,肱骨解剖颈骨折较为少见,易导致肱骨头缺血,预后差,容易形成肱骨头坏死。大、小结节之下的部分称为肱骨外科颈,由于骨折两端均有血液供应,此处的骨折易于愈合。冠状面上,肱骨头与肱骨干形成 130°～135° 的颈干角;横断面上,肱骨头向后倾斜与肘关节形成 20°～30°的后倾角。

　　肱骨近端骨折后由于受不同肌肉附着的牵拉力发生错位。大结节通常被冈上肌、冈下肌和小圆肌拉向后上方,肩胛下肌牵拉小结节向前内方移位。大小结节之间骨折易导致肱二头肌肌腱长头陷入骨折间隙,导致肌腱损伤以及阻碍复位。三角肌通常将骨折远端拉向近侧。肱骨外科颈骨折时,胸大肌牵拉骨折近端移向内方。

　　旋肱前动脉来自腋动脉,肱骨头的主要血供来自旋肱前动脉,其分支从小结节处进入骨组织成为弓状动脉,弓状动脉供应肱骨头的大部分血液。肱骨头另一部分血液供应来源于旋肱后动脉和血管丰富的旋肌袖。肩袖的血供来源于旋肱前、旋肱后、肩胛上、胸肩峰、肩胛下和肱骨上动脉。在手术的操作过程中,应避免损伤与肱骨骨折密切相关的神经,如腋神经、肩胛上神经、桡神经和肌皮神经。

(二)骨折机制与临床表现

　　肱骨近端骨折可因间接暴力和直接暴力引起,最常见的受伤机制是摔倒时上肢外展,这种损伤在老年人易导致肱骨近端骨折,在儿童易导致肱骨上端骺分离,对青壮年易导致创伤性肩关节脱位,青壮年肱骨近端骨折常见于高能量损伤,如车祸或直接打击,常为骨折脱位并伴有显著的软组织损伤和多发伤。

　　肱骨近端骨折常表现为畸形疼痛、肿胀、青紫和压痛,骨折块活动时产生骨擦感,疼痛剧烈,患者拒动。拍摄肩关节正位、穿胸位及腋位 X 线片可确诊,通常表现为有成角或远近端重叠移位。CT 及三维重建的检查较为重要,可明确关节面骨折和大小结节移位情况。同时,应详细检查患者肢体血管和神经情况,45% 的肩关节损伤同时合并有神经损伤症状。

(三)骨折分类

　　理想的骨折分类是基于解剖和创伤基础上,结合影像学检查,应便于记忆,并能指导治疗和康复训练。目前常用的有 Neer 分类系统和 AO 分类系统。

1.Neer 分类

　　该方法包含骨折的解剖部位、骨折移位的程度和不同组合的因素,为最常用的分类方法。当肱骨头、大结节、小结节和肱骨干这 4 个主要成分之一骨折移位超过 1 cm 或成角>45°时,则该骨折块被认为移位,否则不论骨折数目,统一称为一部分骨折。若同时伴有肱骨头从肱盂关节脱位则称为骨折脱位,按方向分为前脱位或后脱位。

(1)一部分骨折:轻度移位的骨折是指那些达不到 Neer 移位标准的骨折,占肱骨近端骨折的绝大多数,常见于老年人,属于稳定性骨折,采用保守治疗。

(2)二部分骨折:是指某一个主骨块与其他 3 个部分有明显的移位。常见的包括肱骨外科颈骨折或大结节撕脱性骨折,单纯的小结节撕脱或解剖颈骨折少见。

(3)三部分骨折:是指两个骨折块彼此之间以及与另两部分均有明显的移位。

(4)四部分骨折:是指肱骨上端 4 个主要骨折块之间均有明显移位,形成 4 个分离的骨块,此时肱骨头成游离状态并失去血液供应。

在严重的暴力作用下,二、三、四部分骨折均可伴有盂肱关节脱位,严重的还可使肱骨头进入胸腔。根据骨折移位的数目可分为二部分骨折脱位、三部分骨折脱位及四部分骨折脱位。肱骨头的劈裂骨折和关节面嵌压骨折是特殊类型的肱骨上端骨折,关节面骨折可因脱位时肱骨头撞击坚硬的肩胛盂边缘而使关节面塌陷。

2.AO 分类

在 Neer 分类的基础上,AO 组织在 1990 年提出了自己的分型,更加重视肱骨头的血液循环供应情况。根据损伤的程度,AO 分类系统将肱骨近端骨折分为 A、B、C 3 种类型。

(1)A 型骨折是关节外的一处骨折。肱骨头血液循环正常,不会发生肱骨头缺血性坏死。①A1 型:肱骨结节骨折。A1.1 型:结节骨折,无移位;A1.2 型:结节骨折,伴有移位;A1.3 型:结节骨折,伴有盂肱关节脱位。②A2 型:干骺端的嵌插性骨折(外科颈骨折)。A2.1 型:冠状面没有成角畸形,侧位前方或后方有嵌插;A2.2 型:冠状面有内翻成角畸形;A2.3 型:冠状面有外翻成角畸形。③A3 型:干骺端移位骨折,骨端间无嵌插。A3.1 型:简单骨折,伴有骨折块间的成角畸形;A3.2 型:简单骨折,伴有远骨折块向内或向外侧的移位,或伴有盂肱关节脱位;A3.3 型:多块骨折,可有楔形骨折块或伴有盂肱关节脱位。

(2)B 型骨折是更为严重的关节外骨折,波及肱骨上端的 3 个部分,肱骨头的部分血液循环受到影响,有一定的肱骨头缺血性坏死发生率。①B1 型:干骺端有嵌插的关节外两处骨折。B1.1 型:干骺端骨折有嵌插,伴有大结节骨折;B1.2 型:干骺端骨折有嵌插,伴有轻度的内翻畸形和肱骨头向下移位,合并有小结节骨折;B1.3 型:干骺端骨折有嵌插,侧位有向前成角畸形,同时伴有大结节骨折。②B2 型:干骺端骨折无嵌插,骨折不稳定,难以复位,常需手术复位内固定。B2.1 型:干骺端斜行骨折伴有移位及结节骨折移位;B2.2 型:干骺端横断移位骨折,肱骨头有旋转移位,伴有结节移位骨折;B2.3 型:干骺端粉碎移位骨折,伴结节移位骨折。③B3 型:关节外两处骨折伴有盂肱关节脱位。B3.1 型:干骺端斜行骨折,伴盂肱关节脱位,骨折线通过结节及干骺端;B3.2 型:与 B3.1 型相似,伴有结节骨折及盂肱关节脱位;B3.3 型:干骺端骨折伴盂肱关节后脱位及小结节骨折。

(3)C 型骨折是关节内骨折,波及肱骨解剖颈。肱骨头的血液循环常受损伤,易造成肱骨头缺血性坏死。①C1 型:为轻度移位的骨折,骨端间有嵌插。C1.1 型:肱骨头、大结节骨折,颈部骨折处有嵌插,成内翻畸形;C1.2 型:肱骨头、结节骨折,颈部骨折处有嵌插,成内翻畸形;C1.3 型:肱骨解剖颈骨折,无移位或轻度移位。②C2 型:头骨折块有明显移位,伴有头与干骺端嵌插。C2.1 型:肱骨头、结节骨折,肱骨头与干骺端在外翻位嵌插,骨折移位较明显;C2.2 型:肱骨头、结节骨折,头与干骺端在内翻位嵌插;C2.3 型:通过肱骨头及结节的骨折,伴有内翻畸形。③C3 型:关节内骨折伴有盂肱关节脱位。C3.1 型:解剖颈骨折伴有肱骨头脱位;C3.2 型:解剖颈骨折伴有肱骨头脱位及结节骨折;C3.3 型:肱骨头和结节粉碎骨折,伴有肱骨头脱位或肱骨头的部分骨折块脱位。

(四)治疗

肱骨近端骨折的治疗原则:①争取理想的复位;②尽可能保留肱骨头的血液循环供应;③保持骨折端的稳定;④早期开始功能锻炼。要根据骨折的不同类型选择不同的治疗方案,同时也要考虑患者年龄、全身情况以及并发症等相关因素。肱骨近端骨折中的 80%～85% 轻度移位骨折,一般均采用保守治疗方法,且多能取得满意效果,特别是对一部分骨折、二部分骨折治疗,非手术治疗基本不影响肱骨头血运,减少了肱骨头坏死率,可以早期开始功能锻炼,恢复肩关节功能。Neer 三、四部分骨折,术前应常规检查血管、神经情况,以免漏诊。

1.一部分骨折

一部分骨折多见于老年人,尤其是骨质疏松患者,骨折块多呈多块粉碎,但骨折块彼此之间相对移位不大,且多嵌插,可采用保守治疗、单纯固定、早期进行功能锻炼,以减少肩关节粘连。用三角巾或吊带悬吊,置于胸前,以减少因胸大肌牵拉而向外成角移位。一般不主张用石膏悬垂。对于单纯嵌插性骨折,伤后2～3 天即可开始轻度前、后摇摆以及耸肩、压肘活动。对于粉碎性骨折或有骨折移位,功能锻炼往往在伤后 3～4 周开始。

2.二部分骨折

二部分骨折首先行手法复位,如复位满意且稳定,可予以保守治疗,方法同一部分骨折。如果非手术治疗能够复位,但复位后骨折不稳定,可采用经皮穿针固定或髓内针固定。手法复位不满意时,应采取切开复位内固定术。二部分骨折的解剖颈骨折较少见,但是肱骨头缺血性坏死发生率很高,年轻患者可采用开放复位骨松质拉力螺钉固定,老年患者可行肱骨头置换术。大结节移位超过5 mm的二部分骨折,应采用手术的方式,可采用骨松质螺钉或加压螺钉固定并辅以"8"字张力的钢丝固定。手术常采用肩关节外侧入路。二部分骨折的小结节骨折常合并肩关节脱位,当肩关节脱位纠正后,小结节骨折也自行修复,可采用保守治疗,制动肩关节。如小结节移位≥10 mm时,应采用切开复位内固定术。闭合复位不满意后,可采用切开复位内固定术,常采用三角肌-胸大肌入路,给予接骨板内固定术。

3.三部分骨折

非手术治疗常常用于功能要求不高的老年人,或体质较差不能耐受手术或一些术后不能很好配合的患者。大、小结节骨折多表明肩袖已经纵行撕裂,如不行手术很难复位,且复位后不稳定,而且反复多次的复位易导致血管、神经损伤,因此三部分骨折首选为手术治疗。年轻人、体质健康的患者应考虑手术治疗,同时老年人可考虑行肩关节置换。通常取三角肌-胸大肌入路显示肩关节,复位后给予固定。

4.四部分骨折

对于四部分骨折、骨折-脱位患者,非手术治疗多数不能达到满意的效果。骨折后常常发生肱骨头坏死,对于年轻、能耐受手术的患者,应行切开复位内固定治疗。对于老年患者,可采用人工关节置换术,术中应重建盂肱关节的正常解剖关系。

5.肱骨头骨折

肱骨头骨折通常由脱位引起,典型的单纯肱骨头劈裂少见,通常伴有大、小结节骨折,可同时伴有或不伴有肩关节脱位。若肱骨头部关节面受累<20%,常可成功闭合复位。关节面受累20%~45%可发生复发性脱位,需将大、小结节移位,弥补缺损以维持关节稳定性。若部分关节面与大、小结节相连,可用前述各种方法处理。如果关节面骨折块完全碎裂,与大、小结节不相连,关节面受累>45%或慢性脱位,则应早期给予肱骨头置换。

对于肱骨近端骨折的手术治疗,应尽量避免过多剥离,以防肱骨头缺血性坏死。在有条件的情况下,可采取微创经皮钢板内固定(MIPPO)技术,能最大限度地保护骨断端及其周围的血供,尽可能减少手术创伤、风险,为骨折愈合提供良好的生物学环境,若同时合并肱骨上段骨折,MIPPO技术更有优势。

(五)术后处理

肱骨近端骨折术后均需早期理疗以避免瘢痕形成和关节僵硬。早期全范围被动活动功能锻炼。3周内应避免大幅度活动,否则结节、肩袖会再次撕脱,为减小已修复的结节张力,可用外展支架固定4～6周。术后6～8周开始主动功能锻炼,而轻的对抗活动需等12周后开始。

(六)并发症及预防

1.血管、神经损伤

肱骨近端骨折合并血管损伤较为少见,以腋动脉损伤最常见,动脉造影可予以明确,应尽早探查修复。神经损伤中以腋神经损伤最多,绝大多数在伤后4个月恢复,如伤后2～3个月仍无恢复的迹象,则可早期探查。

2.肩关节僵直

肩关节僵直由关节囊韧带和滑囊粘连及肌肉挛缩所致,主要采用理疗加功能锻炼,保守治疗无效时行手术松解,或关节镜探查松解。

3.骨折畸形愈合

肱骨外科颈畸形愈合常影响患者上举功能,可行截骨矫形术治疗。大结节移位畸形愈合可形成肩峰撞击综合征,可将大结节重新复位固定,必要时行肩峰成形术及喙肩韧带切除术,故骨折后初次手术时应给予大结节良好复位并且予以坚强内固定。

4.肱骨头缺血性坏死

解剖颈骨折及肱骨头粉碎性骨折易导致肱骨头缺血性坏死,肱骨头缺血性坏死可使肩关节活动受限、疼痛,需行人工肩关节置换术。

三、肩关节脱位

肩关节脱位较常见,约占全身关节脱位的50%,肩关节脱位多发生在青壮年患者,以男性较多见。

(一)应用解剖

盂肱关节是肱骨头与肩胛盂构成的关节,通常也称为肩关节,为全身最灵活的球窝关节,也是全身大关节脱位中最常见的关节,可做屈、伸、收、展、旋转及环转运动。肱骨头在冠状面形成130°～135°的颈干角,在横断面上有向后20°～30°的后倾角。后倾角的改变与关节的稳定性有一定的关系。肩盂关节面呈梨形、凹窝状,与肱骨头相当,关节盂的面积仅为关节头的1/3或1/4。肩关节关节囊薄而松弛,下壁尤甚,附着于关节盂的周缘,上方将盂上结节包于囊内,下方附着于肱骨的解剖颈,有利于肩关节的活动,但缺乏稳定性。肩盂关节面朝向前下外,前侧关节囊更为薄弱,骨盂肱关节前脱位最为常见,占95%以上。

(二)脱位机制与分型

直接暴力和间接暴力均可造成肩关节脱位,但是间接暴力是引起肩关节扭伤、半脱位和脱位的常见原因。当侧方跌倒时,手掌或肘部着地,肱骨干高度外旋、外展,传到肱骨头的外力可冲破关节囊的前臂,造成肩关节前脱位;肩关节的前方受到外力作用后,肱骨头可向后冲破关节囊造成肩关节后脱位。另外,肱骨头强力过度内旋可造成肩关节后脱位。前脱位除了前关节囊损伤外,可有前缘的盂缘软骨撕脱,称为Bankart损伤;也可造成肩胛下肌近止点处肌腱损伤,造成关节不稳定,成为脱位复发的潜在因素。肱骨头后上骨软骨也可形成塌陷性骨折,肩关节脱位还常合并肱骨大结节撕脱性骨折和肩袖损伤。

肩关节脱位按肱骨头的位置分为前脱位和后脱位。肩关节前脱位者很多见,常因间接暴力所致。盂肱关节前脱位又可分为以下4种类型:①肱骨头被推至肩胛骨喙突下,形成喙突下脱位。②如暴力较大,肱骨头再向前移至锁骨下,形成锁骨下脱位。③盂下脱位,肱骨头移至关节盂下方。④胸腔内脱位,肱骨头突破肋间进入胸腔。后脱位很少见,多由于肩关节受到由前向后的暴力作用或在肩关节内收内旋位跌倒时手部着地引起。后脱位可分为肩胛下脱位、肩峰下脱位和盂下脱位。肩关节脱位如在初期治疗不当,可发生习惯性脱位。

(三)临床表现和诊断

1.一般表现

外伤性肩关节脱位均有明确的外伤史,患者表现为肩部疼痛、软组织肿胀和功能活动受限,常用健侧手托住患肢前臂,头偏向患侧,以减少活动及肌肉牵拉引起的疼痛。

2.特异体征

(1)弹性固定:患肢呈弹性固定于轻度外展、内旋位,任何方向的活动都会引起疼痛。

(2)搭肩试验阳性,患肢轻度外展,不能紧贴胸壁,患肢肘部贴于胸前,手掌不能同时接触对侧肩部;反之,患手已放到对侧肩,则患肘不能贴近胸壁。

(3)畸形:患肩失去正常饱满圆钝的外形,三角肌内下方空虚,呈"方肩"样畸形,肩峰到肱骨外上髁的距离增加。

(4)关节窝空虚:初诊可发现肩峰下空虚,并可在腋窝、喙突或锁骨下触及脱位的肱骨头。

常规前后位 X 线检查可发现脱位的存在,有时还需加拍胸侧位、肩胛面正侧位和穿胸位片进一步明确诊断,CT 检查可明确脱位的方向以及可能合并的骨与软骨损伤,MRI 检查可明确合并的关节囊、韧带及肩袖的损伤情况。

(四)治疗

1.手法复位

肩关节脱位后应尽快复位,以便早期解除对周围软组织及肱骨头软骨的压迫,且早期复位易于进行。复位前应了解损伤情况,并询问既往有无习惯性脱位,并明确是否合并骨折、肩袖、神经及血管的损伤。可给予适当麻醉(臂丛神经麻醉或全麻),使肌肉松弛并使复位在无痛下进行。老年人或肌力弱者也可在止痛剂下(如 75～100 mg 哌替啶)进行。习惯性脱位者可不用麻醉。复位手法要轻柔,禁用粗暴手法以免发生骨折或损伤神经等附加损伤,常用复位手法有以下几种。

(1)Hippocrates 法:至今仍被采用,安全而有效。患者仰卧,术者位于患侧,双手握住患肢腕部,沿患肢畸形方向牵引,足部置于患侧腋窝,逐渐增加牵引力量,牵引中足部向外推挤肱骨头,同时外旋上肢,内收上臂即可复位。复位时可听到弹响声。

(2)科氏法:此法在肌肉松弛下进行容易成功,切勿用力过猛,防止肱骨颈受到过大的扭转力而发生骨折。手法步骤:一手握腕部,屈肘到 90°,使肱二头肌松弛,另一手握肘部,持续牵引,轻度外展,逐渐将上臂外旋,然后内收使肘部沿胸壁近中线,再内旋上臂,此时即可复位,并可听到响声。

(3)牵引推拿法:患者仰卧,一助手用布单套住胸廓向健侧牵拉,另一助手用布单通过腋下套住患肢向外上方牵拉,第 3 助手握住患肢手腕向下牵引并外旋内收,三方面同时徐徐持续牵引。术者用手在腋下将肱骨头向外推送还纳复位。

(4)Stimson 法:患者仰卧,患肢垂于床旁,患肢悬吊 3～4 kg 重物,自然牵拉10～15 分钟,患肩肌肉因疲劳而逐渐松弛,肱骨头可在持续牵引中自动复位。有时需术者帮助内收患肢上臂,或自腋窝向外向轻推肱骨头,或轻旋上臂而获得复位。该方法安全有效,一般不需要麻醉。

复位成功后，原有的关节盂空虚、"方肩样"畸形及搭肩试验阳性均消失。对于新鲜肩关节脱位，手法闭合复位往往能获得成功，X线检查肱骨头在正常位置上。如合并肱骨大结节撕脱性骨折，因骨折片与肱骨干间多有骨膜相连，在多数情况下，肩关节脱位复位后撕脱的大结节也随之复位。

2.固定

肩关节脱位常常合并关节囊、韧带、肌腱、骨与软骨的损伤，手法复位成功后，必须给予制动。肩关节前脱位复位后应将患肢保持在内收内旋位置，腋部放棉垫，再用三角巾、绷带或石膏固定于胸前。40岁以下的患者宜制动3～4周，40岁以上的中老年患者可相应缩短。3周后开始逐渐做肩部摆动和旋转活动，但要防止过度外展、外旋，以防再脱位。后脱位复位后则固定于相反的位置(即外展、外旋和后伸拉)。中老年患者复发性脱位发生率低，而肩关节僵硬常有发生，对年龄较大的患者，应早期开始功能锻炼。

3.手术治疗

(1)肩关节脱位手术指征：①闭合复位难以成功，多有软组织或骨折块嵌顿。②合并肱骨近端骨折、肩胛盂骨折。③合并血管神经损伤。儿童及青年人的陈旧性骨折，亦可行切开复位；而对中老年患者的陈旧性脱位，如已有关节软骨变性，可采取关节置换或关节融合。对于要求不高的老年陈旧性脱位，如有一定的关节活动度，可不予手术处理。对习惯性肩关节脱位，如脱位频繁宜用手术治疗，目的在于增强关节囊前壁，防止过度外旋、外展活动，稳定关节，以避免再脱位。

(2)手术方法：①关节囊修补术。②肩胛下肌关节囊重叠缝合术。③肩胛下肌止点外移术，以及各种喙突转移方法。

肩关节复位后应用肩外展支架固定。术后两周伤口拆线后，白天可去除支架行关节功能锻炼，但晚上应继续佩戴支架，2～3个月后开始去除支架行功能锻炼。

(五)并发症

1.肩关节复发性脱位

原因包括受伤因素、发育缺陷和复位后未有效地制动。

2.骨折

肱骨大、小结节骨折在肱骨头复位后，可同时获得复位，如肱骨头复位后，大、小结节仍有明显移位，应给予手术固定。肱骨头骨折是肩关节脱位的并发症，同时又可成为复发性脱位的因素，应予以手术治疗。

3.血管、神经损伤

腋动脉和腋神经为常见的损伤,腋动脉损伤确诊后,应尽早切开探查修复。腋神经损伤多为牵拉伤,一般于伤后 4 个月可自行恢复,若伤后 3 个月仍无恢复迹象,应予以手术探查。

4.肩袖损伤

前脱位合并肩袖损伤较为常见,表现的症状有疼痛,外展、外旋肩关节时无力。老年人肩袖损伤发病率较高,症状较明显时需手术治疗。

四、肩锁关节脱位

(一)应用解剖

肩锁关节为滑膜关节,由锁骨的肩峰端与肩峰的关节面构成。肩锁关节内有一棱柱状纤维软骨盘,软骨盘的大小和形状差异很大。肩锁关节的稳定性由三部分维持:①肩锁韧带,由关节囊及其增厚的部分形成,控制肩锁关节水平方向的稳定。②三角肌及斜方肌的腱性附着部分。③喙锁韧带,控制肩关节垂直方向上的稳定。其中,喙锁韧带分为斜方韧带和锥状韧带两部分。但是,在肩关节的外展活动中,锁骨也有相应的活动。目前普遍认为无论肩关节做任何动作,肩锁关节仅有 5°~8°的活动范围。

(二)脱位机制与分型

肩锁关节脱位并非少见,多为直接暴力引起,如肩关节处于外展内旋位,暴力冲击肩的顶部或跌倒时肩部着地,均可引起肩锁关节脱位。

临床上常用的分型是 Tossy 分型,此种分型依据受伤轻重将肩锁关节分为 3 型,该分类突出影像学特点,实用性强。①Ⅰ型:X 线检查只表现锁骨有轻度移位,提示关节囊和肩锁韧带撕裂和部分断裂,喙锁韧带完整。②Ⅱ型:X 线检查显示锁骨外端直径一半上翘突出超过肩峰,提示关节囊及肩锁韧带完全断裂,喙锁韧带有牵拉伤。③Ⅲ型:X 线检查显示锁骨外端完全移位,喙突与锁骨之间的距离明显增大,提示关节囊、肩锁韧带和喙锁韧带完全断裂。

如仅关节囊及肩锁韧带破裂,而喙锁韧带未断裂,锁骨外端向上移位轻,为半脱位;如关节囊及肩锁韧带破裂的同时,还伴有喙锁韧带断裂,锁骨外端与肩峰完全分离,即为完全脱位。

有学者改进了 Tossy 分型,把肩锁关节脱位分为 6 型,用以指导肩锁关节脱位的临床诊疗。①Ⅰ型:轻度损伤,肩锁关节部分韧带损伤,肩锁关节完整,喙锁韧带完整。②Ⅱ型:中度损伤,肩锁韧带完全撕裂,喙锁韧带扭伤或部分撕裂。

③Ⅲ型:肩锁和喙锁韧带均断裂,三角肌和斜方肌附着点从锁骨外端撕裂,与健侧对比,喙锁韧带间隙增加 25%～100%。④Ⅳ型:肩锁和喙锁韧带均断裂,肩锁关节脱位,锁骨外端向后移位进入或穿过三角肌。⑤Ⅴ型:肩锁和喙锁韧带均断裂,三角肌与斜方肌在锁骨远端上的附着部均从锁骨外侧半上完全分离,锁骨外端向上严重移位位于皮下。⑥Ⅵ型:锁骨远端移位到肩峰下方或喙突下方,肩锁韧带完全断裂,喙突下型喙锁韧带完全断裂,肩峰下型喙锁韧带完整。

(三)临床表现与诊断

肩部损伤后可有局部疼痛、肿胀、畸形及压痛,患肢外展或上举均较困难,前屈和后伸运动亦受限,局部疼痛加剧,检查时在肩锁关节处可摸到有凹陷,可触及肩锁关节松动。Tossy 分型Ⅰ型损伤的患者主要是压痛,疼痛和肿胀相对较轻,无畸形和锁骨肩峰端不稳定征象。X 线检查显示不出双侧肩锁关节移位。Tossy 分型Ⅱ型肩锁关节脱位有疼痛、肿胀,可触及肩峰端移位畸形,触诊有压痛,X 线检查可发现肩峰端轻度向上移位。Tossy 分型Ⅲ型患者肿痛更加明显,肩峰端突出高耸,呈"阶梯"状畸形。X 线检查显示移位明显。对肩锁关节诊断困难时,有时需同时向下牵引双上肢,拍摄两侧肩锁关节 X 线片,进行对比检查。

(四)治疗

1.保守疗法

适用于 Tossy 分型Ⅰ型和Ⅱ型患者,此两种类型损伤无喙锁韧带断裂。Tossy Ⅰ型肩锁关节脱位者,用颈腕带或三角巾悬吊两周即可;Tossy Ⅱ型脱位者,可在患者锁骨肩峰端放置保护垫,用弹性带或胶布带压迫锁骨外端向下,使上臂和肩胛骨向上固定,固定 4～6 周后开始功能锻炼。脱位后亦可在局部麻醉下复位,从锁骨远端经肩锁关节与肩峰做克氏针交叉固定。术后悬吊患肢,6 周后拔出钢针,行肩关节功能锻炼。

2.手术治疗

对肩锁关节全脱位,即 Tossy Ⅲ型损伤的患者,因其关节囊及肩锁韧带、喙锁韧带均已断裂,使肩锁关节完全失去稳定性,而且同时合并关节软骨盘破裂以及肩峰与锁骨之间关节软骨骨折,如处理不当,术后可合并疼痛无力、活动受限以及创伤性关节炎。如果保守治疗外固定,难以维持肩锁关节的复位,应手术修复。手术的目的是达到肩锁关节的复位,同时修复或重建喙锁韧带。

常用的手术方法有肩锁关节切开复位内固定、喙锁韧带重建术、锁骨外端切除术、肌肉动力重建术等。

（1）肩锁关节切开复位内固定术：采用肩前内侧的 Thompson 和 Henry 入路，或经肩峰入路，切开皮肤、皮下组织，于三角肌和胸大肌间沟部向下延伸，注意保护头静脉，切开肩峰和锁骨外侧端骨膜，骨膜下剥离三角肌，显露肩锁关节、喙突和肩锁韧带。清理破碎的纤维关节囊及软骨碎片，可采用张力带、钢丝、克氏针，或伸入到肩峰下的带钩接骨板固定，固定牢固后可不予修复喙锁韧带，反之，则应修复喙锁韧带。术后以三角巾颈腕带保护，2～4 周后逐渐行功能锻炼。

（2）锁骨外端切除术：此种手法方法优点是简单，可以在局部麻醉下完成，但是术后三角肌前方部分失去了锁骨外侧的附着，易导致肌肉萎缩，肌力减弱，对上肢上举的活动和持重功能带来一定的影响。本术适用于 50 岁以上中老年肩锁关节完全脱位和难以复位的陈旧性肩锁关节完全脱位，以及经非手术治疗无效，仍有症状的 Tossy Ⅱ型脱位者。对于 Tossy Ⅱ型脱位，切除肩峰端 2 cm 即可，而 Tossy Ⅲ型脱位宜切除 2.5 cm，同时应在锁骨外端之上重叠缝合三角肌和斜方肌，修复或重建喙锁韧带。术后三角巾或绷带悬吊 7～10 天，之后即可开始功能锻炼。

（3）动力肌转移：适用于陈旧性肩锁关节脱位，利用喙肱肌和肱二头肌短头向下牵拉的动力作用，保持锁骨的正常位置。

（五）并发症

1.喙锁韧带骨化

喙锁韧带骨化发生率为 57%～69%，多数学者认为喙锁韧带骨化与最终疗效无关，无需进一步处理。

2.喙突骨折不愈合

喙突骨折不愈合较为罕见，常表现为上举活动受限、肩关节无力，需再次做植骨手术。

3.其他并发症

包括伤口感染、骨髓炎、关节炎、内固定的移位和断裂，以及内固定术后锁骨再骨折等。

（六）预后

视肩锁关节脱位类型、就诊时间、治疗方法的选择不同，疗效差别较大。Tossy Ⅰ、Ⅱ型患者大多疗效佳，Tossy Ⅲ型中部分患者留有局部后遗症，以疼痛及活动受限为多见。

五、胸锁关节脱位

(一)应用解剖

胸锁关节由锁骨的胸骨关节面与胸骨柄的锁骨切迹及第一肋软骨的上面共同构成。胸锁关节是连接上肢带骨和躯干的唯一滑膜关节。锁骨内侧端的关节面远大于胸骨的关节面,锁骨的胸骨端有一半突出于胸骨柄上缘之上。胸锁关节腔内有完整的软骨盘,软骨盘能增加两个关节面的适应性和缓冲震荡,以及防止锁骨向内上方脱位。维持胸锁关节的有关节囊和胸锁、肋锁之间的韧带以及锁骨间韧带,胸锁关节下方的关节囊比较薄弱。胸锁关节后面有胸骨舌骨肌和胸骨甲状肌。

胸锁关节可在各个方向上运动。锁骨和胸锁关节在正常的肩关节活动中可以做 $30°\sim35°$ 的上举活动,$35°$ 的前后活动,$45°\sim50°$ 的旋转活动,几乎所有的上肢运动都要传导到胸锁关节。

(二)脱位机制

胸锁关节是人体中最不容易脱位的关节,只有遇到强大的直接或间接的暴力作用于肩部,才能发生胸锁关节创伤性脱位,这种脱位并不常见,仅占肩关节脱位总数的 3%,与肩关节后脱位的发病率相仿。胸锁关节脱位的方向取决于暴力的大小和受伤的姿势,按脱位方向可分为前脱位和后脱位两种。胸锁关节前后关节囊有胸锁韧带支持,后胸锁韧带较前胸锁韧带强韧,因此前脱位较后脱位常见。直接暴力和间接暴力均可引起胸锁关节脱位,而以间接暴力为主。暴力作用于第一肋骨,因杠杆作用,将锁骨内端向胸骨前方撬起,撕破关节囊及胸锁前韧带,突出移位于胸骨前上方,即为胸锁关节前脱位。暴力作用于肩部后外侧,而锁骨移位到胸骨的后方,即为胸锁关节后脱位。

(三)临床表现与诊断

胸锁关节位于皮下,当发生胸锁关节脱位后,胸锁关节部位疼痛、肿胀特别明显,任何抬头和肩部活动可诱发疼痛,深呼吸、打喷嚏可使疼痛加剧,关节畸形,锁骨内侧端松弛,有压痛。前脱位可见锁骨内侧端向前突出,并有异常活动,两侧胸锁关节对比畸形更加明显。后脱位时,胸骨近端位于胸骨后方,畸形不明显,触诊时胸锁关节前部空虚。同时,肩胛骨被牵拉呈内旋位,患者不能平卧。当锁骨头压迫气管和食管时,可产生窒息感和吞咽困难及血液循环障碍,若刺破肺尖可产生皮下气肿,同时可有颈静脉怒张等症状。

胸部平片常常显示不良,应加拍斜位或侧位片,CT 检查可避免漏诊,同时应注意此时易发生其他并发症。陈旧性胸锁关节脱位更易漏诊,压迫胸骨后器官,引起咳嗽和浅静脉怒张的症状,应注意与其他疾病鉴别。

(四)治疗

1.非手术治疗

(1)前脱位:轻度损伤主要是对症处理。最初 24～36 小时内局部用冰袋冷敷,上肢做三角巾悬吊,5～7 天后逐渐实施功能锻炼,一般 10～14 天可完全恢复。半脱位除了对症处理外,还应用"8"字绷带固定胸锁关节 1 周,1 周后固定三角肌悬吊 1 周,再进行功能锻炼。对于完全脱位者,应给予手法复位。患者仰卧,助手双手置于双肩的前方,轻轻向下压,锁骨近端被推向后侧复位。复位后用"8"字石膏绷带固定。

(2)后脱位:对于后脱位患者,应详细检查患者有无颈部或上肢大血管压迫以及呼吸困难、吞咽困难症状,必要时给予 CT 及 MRI 检查。大部分后脱位都可采用闭合复位。患者仰卧,将沙袋垫于两肩胛骨之间,先将肩部向下牵拉,然后外展上肢,顺着锁骨方向牵引,再由前向后推肩关节,关节复位时可听到响声,而且立即能触及锁骨内侧。复位后肩部做"8"字石膏绷带固定,3～4 周后拆除。如手法复位不成功,可用巾钳夹住锁骨近端向前牵引复位。

2.手术治疗

(1)切开复位内固定术:可使用克氏针、钢丝或张力带内固定,适用于不易复位或有小片骨折的前脱位患者,以及不能闭合复位、有气管食管压迫症状的后脱位患者。

(2)关节盘切除或锁骨内侧段切除术:常用于陈旧性脱位需治疗者,需切除锁骨的内 1/3 部分,但是不宜对骨骼未发育成熟的患者施用。

(五)并发症

前脱位保守治疗很少有并发症,仅仅有外观上的畸形或后期胸锁关节退变,后脱位并发症主要是锁骨近端压迫胸骨下结构引起的症状,如气胸、上腔静脉破裂、食管破裂、脓肿、声音嘶哑、鼻鼾等。同时,用克氏针固定胸锁关节,可有刺入肺动脉、无名动脉、主动脉、心脏和胸腔的可能性。

六、肩部软组织损伤

(一)肩袖损伤

1.应用解剖

肩部有两侧肌肉,外层为三角肌;内侧为肩袖,由肩胛下肌、冈上肌、冈下肌、小圆肌等肌腱组织组成。肩袖包绕在肱骨头周围,与肩关节囊紧密相连。上述肌腱的运动使肩关节有旋内、旋外和上举活动,更为重要的是,肩袖的功能是上臂外展过程中使肱骨头向关节盂方向拉近,维持肱骨头与关节盂的正常支点关节,当三角肌收缩时拮抗三角肌不使肱骨头拉向肩峰。当冈上肌或冈下肌丧失功能时(肩袖撕裂),三角肌收缩失去拮抗力,产生垂直方向上的剪切力,造成肩峰下间隙内的组织与肩峰撞击,可破坏肩胛盂和肱骨头的关节软骨,导致关节的退行性改变,严重影响上肢外展功能。肩袖损伤多见于 40 岁以上的中年人,也可见于需要肩关节极度外展的反复运动(如棒球、游泳、举重等),外伤引起的青壮年肩袖损伤少见。

2.损伤机制

肩袖损伤多为间接暴力所致,一般为跌倒时用手掌着地,或当用手臂外侧抵挡重力时,肩袖突然内收,肱骨头向前撞击肩峰与喙肩韧带。冈上肌肌腱最易断裂。按损伤程度可分为部分或完全撕裂两种。

3.临床表现及诊断

本病多见于 40 岁以上患者,特别是重体力劳动者。大多数有明显外伤,由于当时症状较轻,常被忽略而延误治疗,而逐渐造成疼痛及功能障碍。不论部分撕裂还是完全撕裂,均有明显体征,部分撕裂可无明显疼痛,外展肩关节 70°～120°范围时,肩袖撕裂部分与肩峰下接触而产生疼痛,患者不能自动使用患肩,当上臂伸直肩关节内旋、外展时,大结节与肩峰间压痛明显。肩袖完全断裂时,肱骨头的前外方可触及凹陷沟,肱骨大结节及肩袖破裂处有压痛,因丧失其对肱骨头的稳定作用,将严重影响肩关节外展功能。于肩关节外展 60°～120°时,可有响声及疼痛加重,如外展超过 120°时,则疼痛反而减轻。X 线检查可显示肱骨头与肩峰之间的距离减小。MRI 检查可帮助确定肌腱损伤的损伤部位和严重程度,尤其是磁共振血管成像(MRA)检查可以清晰地显示肩袖的部分撕裂,对诊断具有较高的价值。

4.治疗

(1)保守治疗:保守治疗可用于部分撕裂,预后较好。一般用外展架或"人"字石膏将肩关节外展 90°,前届 30°～45°,外旋 30°～40°,固定 4～6 周,加强功能锻炼,同时局部可使用膏药等外用药物治疗。疼痛较重的可口服非甾体抗炎药。

(2)手术治疗:如果损伤较重,肩袖完全撕裂,或经保守治疗 3～6 个月后效果不好,需行手术治疗。完全撕裂应及时手术治疗,如早期不易确定肩袖是否完全撕裂,可先保守治疗 3～6 个月,观察治疗情况,以判断是否为完全撕裂。如检查仍为完全撕裂者,再行手术治疗。常用的手术方案有肩峰成形术、肩峰前部切开成形术、肩袖修补、肩袖撕裂减压等。

(二)肱二头肌长头肌腱断裂

肱二头肌是强有力的屈肘肌,同时也是前臂的旋后肌。在遭受强力外伤或在肌腱退变的基础上,可发生断裂。肱二头肌长头位于深层,断裂机会少,较少见。

1.发病机制

本病多见于40岁以上患者,很少发生于年轻人。年轻患者多为间接暴力引起,常常合并肩关节的前脱位,或肱骨颈骨折,或在上肢屈曲、前臂旋后位,提拿重物,使肱二头肌处于紧张收缩状态,在突然有暴力作用于前臂时,即可引起断裂,断裂部位往往发生在肌腱与肌腹连接的部位。而中年以上患者,由于肱二头肌长头肌腱在长期肩部活动中,反复遭受肩峰下撞击或在肱骨结节间沟,长期遭受摩擦,加之肌肉突然收缩的暴力,肌腱即可发生病理性断裂。断裂部位多在结节间沟上面,肱二头肌长头肌腱与肩关节囊交界处。

2.临床表现

急性外伤患者,均有明确的外伤史。年轻患者在抗阻力下突然强力收缩肱二头肌时,可发生肌腱断裂,此时可听到肌腱断裂声,并感到肩部剧烈疼痛,并由上臂前侧放射至肘部。有时在治疗肩部疾病中,突然感到肩部无力与不适。当肱二头肌长头肌腱在结节间沟及肌腱联合部完全断裂时,由于肌肉收缩下移,在上臂中下1/3处可见隆起的肌腹包块,当用力抗阻力屈肘时,包块显得更为明显,导致屈肘无力。在肌腱联合部不完全断裂处,可触摸到裂隙,结节间沟处有压痛。急性肌腱断裂的断端多有明显压痛。慢性断裂者,压痛不明显,或仅感肩部轻度酸痛。

3.治疗

对于老年患者,由于断裂肌腱已严重退变,且多无明显的功能障碍,则不必手术;少数症状严重、功能障碍明显者,应手术治疗。年轻患者肱二头肌肌腱断裂将影响前臂的屈曲与旋后功能,应及时修复。在肌腱的上1/3,断裂水平在关节囊以下,将断腱远端缝合于喙突,近端缝合固定在结节间沟。如断裂在肌腱联合处,可做褥式缝合,有时还需行肌腱移植,同时还可行前肩峰成形术,以消除撞击因素。术后可用外展支架或三角肌悬吊,3~4周拆除固定后,开始功能锻炼,术后3个月才能参加各类运动。

第二节　肘部骨折与脱位

一、肱骨髁上骨折

肱骨髁上骨折系指肱骨远端内、外髁上方的骨折,以小儿最多见,占小儿四肢骨折的3%～7%,肘部骨折的30%～40%,其中伸直型占90%左右,多发年龄为5～12岁。儿童肱骨髁上骨折如图2-3所示。

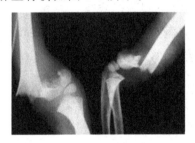

图 2-3　儿童肱骨髁上骨折

(一)骨折机制

肱骨干轴线与肱骨髁轴线之间有30°～45°的前倾角,是肱骨髁上骨折的解剖因素,骨折多因运动伤、生活伤和交通事故等间接暴力所致。各个类型骨折损伤机制不尽一致。

(二)分型

临床上根据骨折断端的移位,通常将骨折分为伸直型、伸直尺偏型、伸直桡偏型和屈曲型。

1.伸直型

在肱骨髁上部骨折,骨折的近侧端向前移位,远侧端向后移位。骨折线由后上至前下方斜行经过。

2.伸直尺偏型

肱骨髁前外侧受外力作用,肱骨髁上骨折的远侧端向尺侧和后侧移位。内侧骨质可能部分被压缩,外侧骨膜有时尚完整。

3.伸直桡偏型

肱骨髁部的前内侧受外力作用,远侧骨折端向桡侧和后侧移位,这种骨折不易发生肘内翻畸形。

4.屈曲型

跌倒时肘关节处于屈曲位,肘后着地。外力自下而上传导,尺骨鹰嘴直接撞击肱骨髁部,使髁上部骨折,骨折远侧断端向前移位,近侧端骨折向后移位,骨折线自前上方斜向后下方。

(三)临床表现及诊断

肘关节局部肿胀,疼痛,皮肤有瘀斑,功能障碍,压痛明显,限于肱骨髁上部;肘关节后方骨性标志保持正常;可触及骨摩擦感和异常活动。肘部正侧位 X 线检查通常可明确诊断,并有助于判断骨折端的移位情况及选择治疗方案,但应与儿童的肱骨远端全骨骺分离相鉴别。在诊断时要注意是否存在神经及血管的损伤,注意观察前臂肿胀程度、腕部桡动脉搏动情况、手的感觉及运动功能。

(四)治疗

创伤暴力造成骨折及周围软组织损伤、撕裂、血肿机化或软组织广泛瘢痕粘连,可导致伸肘功能障碍,因此,无论手术或非手术治疗,均应避免加重软组织的损伤,给予良好的复位。

1.手法复位

无移位或轻度移位的肱骨髁上骨折,上肢石膏外展架固定,定期到医院观察。对严重移位的肱骨髁上骨折儿童均应住院治疗,在麻醉下给予良好的手法复位。

2.手术治疗

(1)血管损伤探查术:合并血管、神经损伤时应早期探查。手术操作:麻醉臂从神经,取肘前正中"S"形切口;在肱二头肌内侧暴露正中神经和肱动脉,沿动脉方向逐渐暴露,必要时切断肱二头肌肌腱膜;移位的骨折在术中同时给予复位及内固定。

(2)切开复位内固定手术适应证:经手法复位失败者可以施行开放复位。手术操作:麻醉臂从神经,手术取肘后正中切口,术中可显露尺神经并保护。暴露骨折端并将其复位。

二、肱骨外髁骨折

肱骨外髁骨折是儿童肘部常见损伤,多属于骨骺骨折损伤。患儿年龄在2～18 岁,以 6～10 岁为常见。骨折块通常包括肱骨外髁、肱骨小头骨骺,乃至滑车外侧部分及干骺端骨质。如果治疗不当,会发生骨折不连接、肘外翻畸形、迟发性尺神经损害、上下尺桡关节不稳等后遗症。

(一)骨折机制

肱骨外髁骨折多系间接暴力所致,患者跌倒时手掌着地,间接使桡骨小头与肱骨外髁撞击,加上伸肌的猛力收缩和牵拉所致肱骨外髁骨折,骨折块也常因在损伤时尺骨冠状突撞击,导致骨折块常包含有滑车的外侧部;由于肘关节在致伤瞬间所处的位置不同,骨折块移位的方向和大小有明显不同。移位的严重程度与外力和肌肉牵拉作用的关系也十分密切。前臂伸指总肌腱起点及覆盖骨折端上方的骨膜未全撕裂,骨折块仅外侧移位而无旋转移位。当肘关节处于内收位时骨折块可能完全分离并向前下方移位,可向外方翻 90°、向后方翻 90°。

(二)骨折分型

肱骨外髁骨折属于 Salter-Harris Ⅳ 型,根据骨折后骨折块移位程度,分为4度。

1. Ⅰ度

骨折后无移位。从桡骨传来的暴力冲击肱骨小头,造成肱骨外髁骨折,因暴力较小而未使骨折移位。X 线正位片显示肱骨外髁部裂缝骨折而无移位,侧位片无异常或见无移位裂缝骨折。

2. Ⅱ度

骨折块向外后侧移位,但不旋转。从桡骨传来较大暴力冲击肱骨小头造成肱骨外髁骨折,骨折块平行移位。X 线正位片显示肱骨外髁骨折块向桡侧移位,或侧位片显示骨折块向前、后侧移位或无移位。

3. Ⅲ度

骨折块向外侧同时向后下翻转移位,严重者向后及向外各翻转 90°,甚至达180°。从桡骨传来的较大暴力冲击肱骨小头的同时,肘关节极度内翻,桡侧伸肌强烈收缩而造成骨折块产生旋转移位。X 线正位片显示肱骨外髁骨折块向桡侧移位,或侧位片显示骨折块向前、后侧移位的同时两骨折面大小不等,如侧位片显示骨折近端骨折线前高后低则为顺时针方向旋转,反之则为逆时针方向旋转。

4. Ⅳ度

骨折伴尺、桡骨近端向后、外侧脱位,但骨折块保留在桡骨头上面不旋转。这是由于从桡骨传来的较大暴力冲击肱骨小头的同时加上肌肉的牵拉;或跌倒时肘关节呈屈曲位,肘尖着地,身体向患侧倾斜。内翻暴力致使外侧韧带将肱骨外髁拉折,骨折后由于桡侧伸肌的收缩牵拉作用而造成不同程度的翻转移位。

X线正位片显示肱骨外髁骨折块翻转移位的同时伴有桡侧移位,或侧位片显示骨折块翻转移位的同时伴有前、后移位,如两骨折面大小不等则应考虑伴有旋转移位。

(三)临床表现及诊断

肱骨外髁骨折后,肘关节肿胀,疼痛,皮肤有瘀斑,以肘外侧为最明显。肘关节呈半屈状,体格检查可见肘外侧局限性压痛,有移位骨折可触及骨折块活动感或骨擦感。肘关节正侧位X线检查通常可明确诊断,有助于判断骨折的移位及选择治疗方案,儿童期肘部的骨化中心出现和闭合相差较大,在X线表现,仅是外髁的骨化中心移位,在诊断时,必须加以注意。

(四)治疗

肱骨外髁骨折属于肘关节内骨折,外髁是构成肱骨下端的重要解剖结构,复位的满意与否直接影响到关节的完整性,骨折后发生创伤性关节炎多在伤后的远期出现。所以无论采取何种方法治疗,最终应能达到解剖复位或近解剖复位,否则最终必将发生肘关节畸形和创伤性关节炎而导致关节功能障碍。

1.非手术治疗

(1)Ⅰ度无移位:应用上肢石膏托固定,患肢肘关节屈曲90°,前臂略旋转。4周后拆除石膏,并进行肘关节屈伸运动和前臂旋转活动。

(2)Ⅱ度移位骨折:宜首先选择手法复位,通常采用局部麻醉或臂丛阻滞麻醉,不能牵引,以防骨块翻转。屈曲肘关节,前臂旋前,术者一手以拇指将骨折块向肘关节间隙推按,其他四指拖住肘关节尺侧;术者另一手握上肢腕部,屈肘90°轻轻向尺侧推,使肘关节桡侧间隙增大,以便推按骨块复位后,再使肘关节外翻,促使复位的骨块稳定。

(3)Ⅲ度骨折块翻转移位:术者一手拇指抠压肱骨外髁骨折块,其他四指按住肘关节尺侧;另一手握患肢腕部,屈肘90°,使伤肘内翻,增大桡侧间隙,先将骨折块推行肘内,再向肘关节间隙按压,使骨折块的骨折面对合近侧骨折面,再将肘关节外翻,促使骨折块复位稳定。如手法失败改用手术治疗。

(4)Ⅳ度:即肘关节脱位合并肱骨外髁骨折时,若牵引会使骨折块翻转,故禁止牵引。术者一手拇指扣压肱骨外髁骨折块,其他四指拖住肘关节尺侧;术者另一手握患肢腕部,先将肘关节外翻,用力推压肱骨外髁骨折块及桡骨小头,同时挤压肱骨下端尺侧,肘关节脱位即可复位,骨折块也通常随之复位,使骨折转为Ⅰ度或Ⅱ度;如手法粗暴,复位时用力不适,骨骺骨折块可发生旋转移位,变为Ⅲ

度骨折。复位后,用上肢石膏固定。在石膏定型之前,于肱骨外髁部加压塑形,以增强骨折复位的稳定性。

2.手术治疗

(1)手术适应证:①严重Ⅲ度骨折移位或旋转移位;②移位骨折;③局部明显肿胀,影响手法复位或手法复位失败者;④某些陈旧性移位骨折。

(2)手术操作:臂丛阻滞麻醉或全麻,取肘外侧切口,切开皮肤和皮下组织,即能暴露骨折部,清除关节内血肿,辨明骨折块翻转移位的方向和移位程度,然后拨动外髁骨折块,并使其复位,必须注意肱骨近侧骨折面,有半个滑车,骨折块尾端要和滑车对位,复位后给予固定。

(五)并发症

1.骨折不连接合并肘外翻畸形

关节软骨翻转和骨折面无法愈合,肱骨髁外侧骨发育停滞而形成外翻畸形,如图 2-4 所示。肱骨外髁骨折不连虽在短期内没有临床症状,但晚期绝大多数出现肘外翻畸形,随着生长发育,畸形进一步加重,尺神经受到牵拉,肘关节出现退行性变,应给予切开复位植骨固定术。晚期肱骨外髁骨折完全解剖复位,几乎不可能,建议固定在功能位最大屈伸活动范围的位置。骨不愈合多无临床症状,手术会影响肘关节功能,主张提前做预防性尺神经前移。若提携角过大则影响功能,宜考虑髁上截骨术。

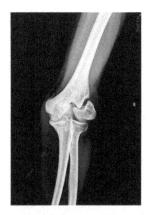

图 2-4　右肱骨外髁骨折不连接合并肘外翻畸形

2.迟发性尺神经损害

肘外翻畸形时,提携角可达 60°,如骨折后 10 年或数十年可能引起迟发性尺神经麻痹,尺神经在肘关节伸展时松弛,屈曲时紧张。肘外翻时,尺神经肘关节内侧变长,即使肘关节伸展时尺神经也紧张,屈曲时尺神经受到牵拉更加明显紧张,如此长期机械性刺激,尺神经可发生麻痹,这种情况应早做尺神经前置术。

3.肱骨下端鱼尾样改变

绝大多数患者骨折愈合后,X线片上显示肱骨下端呈"鱼尾状"畸形。原因是骨折块滑车部分软骨组织损伤后,其营养发生障碍,发生缺血性坏死。这种畸形并不影响关节功能,故临床意义不大。

三、肘关节脱位

肘关节脱位主要系由间接暴力所引起。肘部系前臂和上臂的连接结构,暴力的传导和杠杆作用是引起肘关节脱位的基本外力形式。

(一)脱位机制与分型

1.肘关节后脱位

这是最多见的一种脱位类型,以青少年为主要发生对象。当跌倒时手掌着地,肘关节完全伸展,前臂旋后,人体重力和地面反作用力引起肘关节过伸,尺骨鹰嘴的顶端猛烈冲击肱骨下端的鹰嘴窝,即形成力的支点。外力继续加强,引起附着于喙突的肱前肌群和肘关节囊的前侧部分撕裂,造成尺骨鹰嘴向后移位、肱骨下端向前移位的肘关节后脱位。构成肘关节的肱骨下端内外髁部宽而厚,前、后部又扁薄,侧方有副韧带加强其稳定,但如发生侧后方脱位,很容易发生内、外髁撕脱性骨折。

2.肘关节前脱位

前脱位者少见,又常合并尺骨鹰嘴骨折(经鹰嘴的肘关节骨折脱位)。其损伤原因多系直接暴力所致,如肘后直接遭受外力打击或肘部在屈曲位撞击地面等,导致尺骨鹰嘴骨折和尺骨近端向前脱位。这种损伤较严重,特别是血管、神经损伤常见。

3.肘关节侧方脱位

肘关节侧方脱位以青少年为多见。当肘部遭受到传导暴力时,肘关节处于内翻或外翻位,致肘关节的侧副韧带和关节囊撕裂,肱骨的下端可向桡侧或尺侧(即关节囊破裂处)移位。因在强烈内、外翻的作用下,由于前臂伸或屈肌群猛烈收缩引起肱骨内、外髁撕脱性骨折,尤其是肱骨内上髁更易发生骨折。有时骨折片可嵌夹在关节间隙内,如图2-5所示。

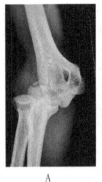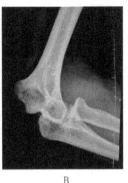

A   B

图 2-5 肘关节侧方脱位

A、B.X 线斜位片

4.肘关节分裂脱位

这种类型脱位极少见。上、下传导暴力集中于肘关节时,前臂呈过度旋前位,环状韧带和尺、桡骨近侧骨间膜被劈裂,引起桡骨小头向前方脱位,而尺骨近端向后脱位,肱骨下端便嵌插在两骨端之间。

(二)临床表现与诊断

肘关节肿痛,关节置于半屈曲状,屈伸活动受限。如肘后脱位,则肘后方空虚,鹰嘴部向后明显突出;肘侧方脱位,肘部呈现肘内翻或外翻畸形。肘关节脱位时,应注意血管、神经损伤的有关症状及体征。常规 X 线检查可获得初步的诊断,CT 及三维重建可获得准确的骨折脱位情况。

(三)治疗

1.保守治疗

新鲜肘关节脱位主要治疗方法为手法复位,对某些陈旧性骨折,为期较短者亦可先试行手法复位。单纯肘关节脱位,患者取坐位,局部或臂丛阻滞麻醉,令助手双手紧握患肢上臂,术者双手紧握腕部,着力牵引将肘关节屈曲 60°～90°,并可稍加旋前,常可听到复位响声或感受到复位的振动感。复位后用上肢石膏将肘关节固定在功能位。3 周后拆除石膏,做主动的功能锻炼,必要时辅以理疗,但不宜做强烈的被动活动。

2.手术治疗

手术适应证:①闭合复位失败者,或合并肘部严重损伤,如尺骨鹰嘴骨折并有分离移位的。②肘关节脱位合并肱骨内上髁撕脱性骨折。③陈旧性肘关节脱位,不宜试行闭合复位者。④某些习惯性肘关节脱位。臂丛阻滞麻醉后,取肘后纵向切口,肱骨内上髁后侧暴露并保护尺神经。肱三头肌肌腱做舌形瓣切开;暴露肘关节后,将周围软组织与瘢痕组织剥离,清除关节腔内的血肿、肉芽和瘢痕;辨别关节骨端关系加以复位;缝合关节周围组织。为防止再脱位可采用1枚克氏针自鹰嘴至肱骨下端固定,1~2周后拔除。关节成形术多用于肘关节陈旧性脱位、软骨面已经破坏者,或肘部损伤后关节僵直者。术后用上肢石膏托将肘关节固定于90°,前臂固定于旋前、旋后中间位。抬高患肢,手指活动。几天后戴上肢石膏托进行功能锻炼,3周左右拆除固定,加强患肢功能锻炼,并辅以理疗。对于体力劳动者,为方便其工作,可以考虑行肘关节固定术。切除关节软骨后,可植入骨松质,应用接骨板等固定。人工肘关节置换术应用较少,仅适合高龄或无需手臂过多持重的患者。

四、肱骨内髁骨折

肱骨内髁骨折,系指累及肱骨内髁包括肱骨滑车及内上髁的一种较为少见的骨折,多见于儿童,占到儿童肘部损伤的3%。

(一)骨折机制

肱骨内髁骨折与肱骨内上髁撕脱性骨折是两个不同解剖范围的损伤,前者属于关节内骨骺骨折,而后者是关节外骨折(内上髁)。由前臂屈肌猛烈收缩引起的撕脱性骨折,肱骨内髁骨折块包括肱骨滑车,通常占肱骨下端尺侧的2/3关节面,有时骨折块为单纯滑车而不含内上髁。肱骨内髁骨折的损伤机制不甚清楚,通常认为,损伤暴力传至肘部,导致尺骨鹰嘴半月板关节与肱骨内髁发生相互撞击,引起肱骨内髁骨折。肱骨内髁骨折线从肱骨内上髁的上方向肱骨远端鹰嘴窝延伸,累及或不累及关节,有移位或无移位。这一点证明损伤状况与肱骨内髁所受外力大小有关,而骨折块移位与屈肌收缩牵拉作用有关。

(二)骨折分型

根据骨折线的方向和内髁骨折块的移位特点通常将其分为3型。

1.Ⅰ型

系无移位骨折,其骨折线自肱骨内上髁的上方至冠状窝不延伸或延伸至滑车关节面。

2.Ⅱ型

骨折线经过滑车骨骺及关节面软骨,骨折块向尺侧移位。

3.Ⅲ型

骨折线同Ⅱ型,内髁骨折块除尺侧或前侧移位外,还有旋转移位。

旋转移位有 3 种形式：①骨折块向尺侧或前侧旋转。②骨折块沿肱骨远端向前上方移位。③骨折块沿着肱骨下端冠状面向上方旋转移位。

(三)临床表现及诊断

肘关节剧烈疼痛，肿胀，局部皮肤青紫，屈伸活动受限，肘关节呈半屈曲状；肘部压痛，但以肘内侧压痛最明显；体格检查可感受到骨折块的摩擦感。肘关节正位 X 线片可显示骨折线方向，骨折块大小和移位的程度；侧位 X 线片能提示骨折块向前、后方移位状况。必须注意，小儿肱骨内髁骨化中心未出现之前，在该部骨折应根据其他解剖标志加以判断。

(四)治疗

肱骨内髁骨折既是关节内骨折，又是骨骺损伤，故治疗应遵循关节内骨折及骨骺损伤治疗原则，无论采取何种治疗方法应力求使骨折达到解剖复位或近解剖复位，复位不满意不仅妨碍关节功能恢复，而且可能引起患者生长发育障碍，继而发生肢体畸形及创伤性关节炎。

1.非手术治疗

(1)Ⅰ型骨折，采用上肢石膏将肘关节屈曲 90°，前臂旋前位固定时间一般为 4～5 周。拆石膏后进行肘关节功能锻炼。

(2)Ⅱ型及Ⅲ性采用闭合手法复位，局麻或臂丛阻滞麻醉，将患肢置于肘关节屈曲 90°位，前臂旋前，术者一手的鱼际部抵住肘外侧(相当于肱骨外髁部)，另一手用拇指按压移位骨，复位后再用鱼际抵住肘内侧，相当于肱骨内髁部，并向桡侧上方加压保持复位，上肢石膏加压塑形，以增强骨折复位的稳定性。

2.手术治疗

(1)适应证：①旋转移位的Ⅲ型骨折。②肘部肿胀严重，施行手法复位有困难的某些Ⅱ型骨折。③手法复位失败的有移位骨折患者。

(2)手术操作：臂丛阻滞麻醉或全麻。取肘内侧切口，暴露并注意保护尺神经，清除骨折部血肿或肉芽组织，确认骨折块移位方向，然后将骨折块复位。陈旧性肱骨内髁骨折，复位将是十分困难的操作，由于肱骨下端髁间窝的骨质很薄，很难确定其原骨折断面，对于畸形愈合者视其对功能影响大小，通常可做肘关节松解术，改善肘关节功能，伴肘内翻畸形者，若影响功能可做肱骨髁上截骨术。

五、肱骨内上髁骨折

肱骨内上髁骨折是一种常见的肘部损伤，仅次于肱骨髁上骨折和肱骨外髁骨折,多见于青少年及儿童。

(一)骨折机制

肱骨内上髁主要有肘内侧副韧带及在其上方附着的前臂屈肌群。当患者跌倒手掌撑地时,屈肌群的骤然收缩,使肘关节外翻应力增加;又因该处骺板本身潜在的骨质弱点,易引起肱骨内上髁撕脱性骨折。尺神经走行于肱骨内上髁后方的尺神经沟内,骨折时尺神经可能被牵拉、碾锉,造成尺神经损伤。

(二)分型

临床分型:根据撕脱性骨折片移位及肘关节变化,可分为 4 度。

Ⅰ度:轻度分离或旋转移位。

Ⅱ度:牵拉移位明显,可达肘关节水平位,并可能有旋转移位。

Ⅲ度:骨折片嵌夹在关节间隙内,此骨折片与关节囊粘在一起。

Ⅳ度:肱骨内上髁撕脱性骨折伴肘关节脱位,为内上髁骨折最严重的损伤,有时合并尺神经损伤。

(三)临床表现及诊断

儿童肱骨内上髁骨折比成年人多见。受伤后肘内侧和内上髁周围软组织肿胀,压痛,肘关节活动受限,前臂旋前、屈腕、屈指无力。合并肘关节脱位者,肘关节外形明显改变,功能障碍也更为明显,常合并有尺神经损伤症状。X 线检查可确定诊断。

(四)治疗

1.非手术治疗

无移位的肱骨内上髁骨折,无需复位,仅用长臂石膏托或超关节小夹板固定3~4 周,拆除石膏或夹板后进行功能锻炼。Ⅱ度以上骨折均应先行手法复位,失败者再手术治疗。

2.手术治疗

适应证:①骨折明显移位。②骨折块夹在关节内或旋转移位。③手法复位失败或复位后骨折间隙仍>5 mm。④合并尺神经损伤。内固定可以选择克氏针张力带或加压螺钉固定。

六、肱骨小头骨折

肱骨小头骨折很少见,占肘部骨折的 0.5%~1%。1853 年 Hahn 首次描述肱骨小头骨折。1896 年 Kocher 著文专门论述了此种骨折,因此某些英文文献称之为 Kocher 骨折,也有人称之为肱骨小头前部分的剪切骨折,在小儿骨科,也有人称之为肱骨外髁骨骺冠状面骨折。此种骨折发生的年龄＞12 岁,以女性多见,男女发生比率约为 1：4。

(一)骨折机制

肱骨小头位于肱骨下端桡侧,向前方突出,为圆形光滑的骨性结构。肘关节屈曲时,桡骨小头顶端关节凹面与肱骨小头前关节面相互对应咬合;肘关节伸展时,则在肱骨小头下关节面咬合。此种骨折常是来自桡骨小头的传达暴力所致,桡骨小头就像向上移动的"活塞",在其剪切作用下发生肱骨小头骨折。

这种损伤常常是患者在肘关节微屈位跌倒时,手触地或肘关节完全屈曲位置接触地所致。在此情况下导致的肱骨小头骨折与肱骨外髁骨折的鉴别非常重要,后者常造成肱尺关节明显不稳定,而肱骨小头骨折仅影响关节面,产生一个关节内骨块,但仍能保持肘关节的稳定性。

(二)临床表现

此类骨折的病例中女性多见,其原因有的学者推断是由于女性的解剖生理与生物力学特点使之较易损伤,如女性骨质较疏松,肘外翻(携带角)角度较大等。肘关节损伤后肘关节肿胀、疼痛,常伴有肘关节的屈伸受限,有时患者可触及骨擦感。急诊患者有时症状不突出,容易漏诊。

(三)骨折分型

肱骨小头骨折根据关节骨块的大小及其粉碎程度,目前可分为 4 种类型。①Ⅰ型:Hahn-Steinthal 型骨折,骨折块累及肱骨小头大部分并累及滑车的边缘部分。②Ⅱ型:Kocher-Lorenz 型骨折,肱骨小头的关节软骨骨折,而软骨下骨质很少,好似肱骨小头被摘去了"软骨帽"一样。Ⅱ型骨折甚为少见。③Ⅲ型:Bryan 和 Morrey 描述的肱骨小头的粉碎骨折。④Ⅳ型:肱骨小头骨折累及滑车。早在 1935 年 Mazel 就描述了肱骨小头骨折累及滑车这一类型的骨折,指出它仍是肱骨小头冠状面的剪力骨折,关节内骨折块无软组织附着。目前许多学者将此型损伤作为肱骨小头Ⅳ型骨折报道。

Dubberley 将肱骨小头骨折分为 3 型。①Ⅰ型:肱骨小头骨折有或没有累及外侧滑车边缘。②Ⅱ型:肱骨小头骨折累及外侧滑车部分,为一个完整骨折块。③Ⅲ型:肱骨小头骨折累及外侧滑车部分,为两部分骨折分离。在此基础上根据是否并存肱骨后髁粉碎性骨折,又将Ⅰ～Ⅲ型分为 A(不并存肱骨后髁粉碎骨折)、B(并存肱骨后髁粉碎性骨折)两个亚型。

(四)诊断与鉴别诊断

肱骨小头骨折位置及质量良好的正侧位 X 线片,对于诊断骨折的严重程度至关重要。侧位 X 线片最容易显示出骨折块及其位置,但如果侧位片斜一点(不是纯侧位),则骨折块与肱骨下端重叠,不仔细检查有可能发现不了骨折。由于骨折块与肱骨下端重叠,而肱骨小头骨折时肱骨下端的大体部分仍保持基本轮廓的完整性,尤其是 Ⅱ 型骨折和骨折块较小者,所以正位 X 线检查不能明确发现骨折。但是显影良好的 X 线片,仔细阅片不仅能够发现骨折,而且有助于检查肱骨小头骨折是否累及滑车及其波及的范围。但有时在普通平片上精确地诊断肱骨小头及滑车骨折块的大小、来源、移位的程度、移位方向是比较困难的,甚至是不可能的。在这方面 CT 检查往往可以提供更可靠的诊断依据。

(五)治疗

肱骨小头骨折的治疗方法很多,包括非手术治疗和手术治疗。提倡非手术治疗者,有的主张复位,有的不主张复位。对于没有明显移位的肱骨小头骨折采取非手术治疗,使用长臂石膏后托制动3~4周,然后循序渐进地进行肘关节活动,一般均可愈合并获得满意的功能效果。对于轻度移位的肱骨小头骨折,从功能上考虑,强调有可能争取闭合复位的病例,还是应当首选闭合复位。闭合复位的方法视肘关节肿胀程度、骨折块移位距离、是否有合并损伤等具体情况决定。可于肘关节伸展、内翻牵引下,推挤骨折块复位。或屈肘 30°,将肘关节内翻,推挤骨折块复位。复位后制动于 30° 屈肘位。特别对 Ⅰ 型损伤(Hahn-Steinthal型)病例,如闭合复位能够成功,可以预言会得到肘关节非常满意的功能效果。因为 Ⅰ 型损伤骨折块上多有关节囊软组织附丽,骨愈合没有问题,也极少继发缺血性坏死。如果达不到满意的对位,切不可反复多次进行手法整复,避免严重的皮肤挫伤而影响手术。

对于有移位的肱骨小头骨折,应手术治疗切开复位,有人主张内固定,有人主张不做内固定,有人主张行骨块切除术,还有人主张对某些患者行关节成形术或人工关节置换术。到底哪一种方法最好目前尚无定论。一种意见强调切开复位内固定,认为这是一种关节内骨折,Ⅲ 型或 Ⅳ 型损伤不切开复位难以达到解剖复位,特别是骨折块向后移位的病例,切开复位内固定是唯一的治疗选择。还有一种意见,主张对小的难以内固定的骨折块应切除,然后及早开始肘关节伸屈活动练习。在修复过程中,骨折面可以重新塑一层纤维软骨,这样切除小的骨折块不会继发肱桡关节畸形,不会影响下尺桡关节。切开复位并不一定都需要内固定,一些 Ⅰ 型损伤,骨折的粗糙面接触广泛,复位后自行扣锁,相当稳定,不需要内固定。若骨折块较大且复位后不稳定可给予解剖复位和内固定,尤其是对年轻患者。随着现代技术的发展,肱骨小头假体置换、假体涂覆培养自体软骨修复材料将为陈旧肱骨小头骨折修复技术提供了新的前景。

七、肱骨髁间骨折

肱骨髁间骨折是青壮年严重的肘部损伤之一,但较为少见,约占全身骨折的0.47%。肱骨髁间骨折是上肢骨折中最容易产生并发症、治疗比较困难的骨折之一。这种骨折常为粉碎性骨折,复位困难,固定后容易发生再移位和关节粘连,对肘关节功能将有严重影响。无论采用闭合手法复位,还是开放手术复位,其最终效果都不尽满意。

(一)骨折机制

导致肱骨髁间骨折的外力是相当复杂的,而且造成肱骨髁间骨折的暴力比较大。当患者跌倒时,肘关节处于伸展位,手掌和人体重力向上、下传导并集中在肱骨髁部,暴力作用于尺骨,向上撞击使肱骨内、外髁分裂,向两侧分离即造成骨折。骨折近端向前移位,骨折远端分裂为两块或多块骨并向后方移位。在肘关节屈曲位直接撞击地面时,暴力传导至该部时,尺骨鹰嘴犹如楔子撞击内、外髁间的滑车沟,致两髁间分离移位,而肱骨下端向后移位。

(二)临床表现和影像学检查

肘关节疼痛剧烈,压痛广泛,肿胀明显并可伴有畸形。肘关节呈半屈曲状,伸展、屈曲和旋转受限。前臂多处于旋前位。检查时可触及骨折块活动和骨摩擦感。肘后三角形骨性标志紊乱。血管和神经有时受到损伤,检查时务必予以注意。

肘部正侧位 X 线检查,不但可明确诊断,而且对于骨折类型和移位程度的判断也有重要意义,对合并肘部其他部位损伤亦可显示。CT 检查可以进一步地明确诊断,可以对骨折块的大小、来源、移位的程度和移位方向进行准确判断。

(三)骨折分型

根据受伤机制将肱骨髁间骨折分为屈曲型和伸直型:①屈曲型骨折在 X 线片上表现为骨折近端向后移位,劈裂成两块的骨折远端向前移位。②伸直型骨折在 X 线片上其表现与屈曲型相反,骨折近端向前移位,骨折远端劈裂成两块并向后移位。

Mehne 和 Matta 根据骨折线的形态将肱骨远端骨折分为 6 型。①Ⅰ型:高位"T"形骨折。②Ⅱ型:低位"T"形骨折。③Ⅲ型:"Y"形骨折。④Ⅳ型:"H"形骨折。⑤Ⅴ型:内侧"λ"形骨折。⑥Ⅵ型:外侧"λ"形骨折。

Riseborough 根据骨折移位程度将肱骨远端骨折分为 4 型:①Ⅰ型,骨折无移位或轻度移位,关节面保持平整。②Ⅱ型,骨折块有移位,但两髁无分离及旋转,关节面也基本平整。③Ⅲ型,骨折块有分离并有旋转移位,关节面破坏。④Ⅳ型,骨折块粉碎成 3 块以上,关节面破坏严重。有时骨折移位严重并可穿破皮肤,成为开放性骨折。这种分类方法对治疗方式的选择提供了一定的依据,但其对错位型骨折的描述并不十分详尽。

(四)治疗方法及适应证

肱骨髁间骨折受伤暴力较大,骨折较复杂,是创伤骨科较难治疗的疾病之一。要得到优良的结果,其关键在于掌握好各种方法的适应证及正确的操作技术。

1.非手术治疗

(1)石膏托固定:闭合复位外固定是常采用的治疗方法之一,适用于内、外髁较为完整及轻度分离或无明显分离者。另外,对于老年患者骨质疏松严重或严重粉碎性骨折,采用牵引或切开复位不能使骨折获得满意的复位和可靠的固定者,也可使用石膏托外固定。

(2)尺骨鹰嘴牵引:此种方法曾被认为是治疗各种类型肱骨髁间骨折的首选方法。对于伤后未能就诊或经闭合复位而未成功者,此种情况不易再次手法复位及应用外固定,可行床边尺骨鹰嘴牵引,待肱骨髁和骨折近端的重叠牵开后,再做两髁的手法闭合复位并外固定。

对严重的粉碎性骨折老年患者、骨质疏松者,及其他因素的限制而不易行骨折复位或不可能做复位、制动者,患肢悬吊在胸前和及早进行肘关节的屈伸活动,利用尺骨鹰嘴的模造作用而能形成一定范围的活动,最终能满足一般的日常生活需要,这就是所谓的功能疗法。

2.手术治疗

随着手术显露技术的进步,内固定器材的不断发展,手术切开复位内固定逐渐流行,特别是对于Ⅱ型和Ⅲ型骨折,大多数医师喜欢采用切开复位内固定的方法进行治疗。值得提出的是,对于粉碎的肱骨髁间骨折的固定只要符合生物力学原理,不一定拘泥于何种固定方式及材料。

(1)手术入路:以前较为常用的方法是肘后正中切口显露肱三头肌肌腱,将其"舌"形切断,而后向下翻转到尺骨鹰嘴处。此入路对于复杂的肱骨髁间骨折的显露仍不够充分。另外,切断肱三头肌也妨碍患者早期肘关节功能锻炼。如果需要更充分的显露可将尺骨鹰嘴截断,并向近端翻转,然后在屈肘的情况下,肱骨下端可清楚地显露。

尺骨鹰嘴截骨可采取横行或"V"形截骨,截骨平面位于尺骨滑车切迹中点。将肱骨髁间骨折固定后,尺骨鹰嘴可采用张力带钢丝固定。手术暴露过程中应先将尺神经解剖出来并注意加以保护。

(2)内固定:手术的目的是恢复关节面,牢固地内固定骨折处,以便可以早期开始关节活动。手术时通常先将肱骨内外髁两骨折块整复关节面平整,可用1枚钉将其固定使内、外髁成为一体,再将骨折远端与骨折近端的肱骨固定,可选择适宜的接骨板进行固定。

近年来,在内固定的方法上,"Y"形接骨板固定、克氏针加钢丝张力带固定,已经逐渐为双接骨板固定所取代。目前公认双接骨板固定最为可靠。无论是两块接骨板成90°角垂直放置,还是呈180°平行放置,生物力学分析无明显差异,均能取得最佳固定效果。

八、尺骨鹰嘴骨折

尺骨鹰嘴骨折是临床较为常见的肘关节损伤,其发生率约占全身骨折的1.17%。除少数尺骨鹰嘴尖端撕脱性骨折外,大多数病例骨折线波及半月状关节面的关节内骨折。尺骨鹰嘴是尺骨近端后侧大的隆起弯曲部分,它位于皮下尤其容易导致直接损伤。尺骨鹰嘴与尺骨近端前侧的冠状突之间形成一个大的半月形切迹,此切迹与肱骨滑车构成关节,它维持肘关节前、后平面的活动并保持稳定性。关节软骨面与冠状突之间有一段软骨缺如区,称为骨裸露区,因此在尺骨鹰嘴骨折复位时不要以为软骨面能够完全覆盖骨质。

尺骨鹰嘴的骨化中心在10岁左右出现,16岁左右融合。但也有成人骨骺未闭的报道,多见于双侧,且有家族史。这种情况应与肘髌骨相鉴别,肘髌骨是在肱三头肌肌腱止于鹰嘴处出现的骨化。骨骺未闭和肘髌骨都应与尺骨鹰嘴骨折相鉴别,尤其是肘部创伤后,必要时应做健侧X线检查进行对比,以防漏诊或误诊。

(一)骨折机制

尺骨鹰嘴骨折的损伤多由间接暴力引起。当患者跌倒、手撑着地时,肘关节呈半屈状。肱三头肌猛烈收缩,即可将尺骨鹰嘴造成撕脱性骨折;或在肘部着地时,肱骨下端直接撞击尺骨半月切迹关节面和肱三头肌,向相反方向牵拉,致鹰嘴骨折,甚至可造成肘关节前脱位伴鹰嘴骨折。直接暴力打击所造成的骨折,可能是粉碎性骨折。只要在骨折发生的瞬间,肌肉收缩力量不是很强烈,骨折移位并不明显。

尺骨鹰嘴骨折后,其正常解剖关系遭受破坏,骨折近侧段和远侧段分别受到附着的伸、屈肌收缩、牵拉作用,失去生物力学平衡。止于尺骨近端粗隆的肱肌和附着于尺骨鹰嘴的肱三头肌,分别司肘关节屈、伸运动的动力。尺骨鹰嘴关节面侧为压力侧,鹰嘴背侧为张力侧,在二者之间是中性轴,既无压力也无张力。骨折后,通常以肱骨远端(滑车部)为支点,致骨折背侧张开或分离。这种骨折的应力特点是治疗中的注意点。

(二)临床表现与诊断

尺骨鹰嘴骨折为肘关节内骨折,伤后肘关节内出血,出现肘后的疼痛和明显肿胀。由于尺骨鹰嘴位置表浅,移位明显的骨折在肘后可扪及骨折断端的空虚感。伤后局部压痛、肘关节活动受限、肘关节不能主动伸直是主要指征。这表明肱三头肌伸直机制受限,而此指征决定此类骨折的治疗方案。

尺骨鹰嘴骨折要注意是否合并有尺神经损伤,尤其是直接暴力所致的粉碎性骨折可伴有尺神经损伤的出现。X线检查可帮助得出明确的诊断,有时小片的撕脱性骨折诊断偶有困难。另外在怀疑尺骨鹰嘴骨折时应拍正侧位片,以了解矢状位骨折的情况,如合并桡骨头骨折,正位可显示其沿骨折线方向的移位,而单纯的侧位片常有不明显的成角移位。对于关节面有压缩的尺骨鹰嘴骨折应进行CT检查,以明确关节面压缩的大小及程度,以便制订正确的治疗方案。

(三)骨折分型

尺骨鹰嘴骨折的分型方法有多种,各有其优缺点。改良的Colton分类法对治疗有较好的指导意义,其将骨折分为4型。①Ⅰ型:无移位骨折及稳定性骨折。②Ⅱ型:移位骨折,小片撕脱性骨折,横断或斜行骨折。③Ⅲ型:粉碎性骨折。④Ⅳ型:骨折脱位伴有韧带损伤。

(四)治疗

尺骨鹰嘴骨折为肘关节内骨折,其治疗原则与其他关节内骨折一样,要求精确对位,坚强固定,早期开始关节功能活动。

1.非手术治疗

(1)无移位骨折:不完全性骨折无需复位,一经确诊,即可用上肢托石膏固定于功能位,3～4周后拆除石膏,循序渐进地进行肘关节伸屈活动,此时忌用被动屈肘的方法来加速肘关节伸屈功能的恢复,否则有引起骨折块分离移位的风险。

(2)轻度移位骨折:将肘关节置于30°～140°位,使肱三头肌放松。术者握紧患肢的上臂,一手用鱼际抵于鹰嘴尖部,用力推按,使骨折对合复位。复位后上肢伸展130°后用石膏托固定,3周后开始功能锻炼。

2.手术治疗

切开复位内固定是目前临床上最常用的方法。

(1)其适应证:①骨折移位明显。②经手法复位失败或不宜手法复位者。由于肘关节伸、屈肌的收缩作用,骨折很容易发生分离移位。因此在治疗时,恢复其关节面的正常解剖对位和牢固固定、早期活动关节是获得良好功能的重要措施。如果关节面对合不整齐,日后可能引起创伤性关节炎,导致关节疼痛和功能受限。

(2)张力带钢丝固定:将骨折处显露,清除血肿,将骨折块对位后,自鹰嘴突向骨折远端平行钻入两枚克氏针。在远端骨折3～4 cm处,尺骨嵴背侧0.5～1 cm处钻孔,将钢丝一端穿过骨孔,然后呈"8"字形绕过克氏针尾部,抽紧钢丝打结并扭紧固定。将克氏针尾弯曲剪去多余的部分,进一步将克氏针锤入使其尽量深埋入骨内。钢丝打结后剪去多余的部分,将残端尽量深埋于肱三头肌深面,否则可能引起肘后侧局部疼痛。张力带固定后,将肘关节轻轻伸屈活动,在直视下观察骨折对位是否足够稳定。术后屈肘90°,用三角巾悬吊,无需石膏托固定,尽早练习肘关节活动,可使肘关节功能早日恢复。

(3)接骨板固定:1951年Zuelzer首先报道用钩状接骨板固定有小粉碎块的骨折。其方法是将骨折显露对位后,将接骨板的两个钩尖钩住鹰嘴突,并将其尖端进一步打入。远端的接骨板置于尺骨嵴上,用螺钉固定。近年来,为解决粉碎性骨折或骨质疏松患者复位后骨丢失的问题,锁定加压钢板(LCP)重建塑形接骨板或尺骨鹰嘴解剖型锁定接骨板逐渐被广泛使用。这种方法尤其适用于骨折断端间有骨折碎片的病例。在钻孔及拧入螺钉时,要注意自背侧向掌侧钻孔及拧入螺钉时,如果偏斜且螺钉过长则有可能误将桡骨头固定,使患者发生前臂旋转功能障碍。

第三节　前臂骨折

一、尺桡骨双骨折

前臂尺桡骨双骨折为日常生活及劳动中常见的损伤,约占骨折总数的
11.2%,青壮年居多。前臂不仅使人类上肢具有一定的长度,而且其旋转功能对
手部灵巧功能的发挥也具有重要作用,因此前臂尺桡骨双骨折后,如何最大限度
地恢复其功能,是个至关重要的问题。

(一)损伤机制

1.直接暴力

打击、碰撞等直接暴力作用在前臂上,能引起尺桡骨双骨折,其骨折线常在
同一水平,骨折多为横行、蝶形或粉碎性。

2.间接暴力

患者跌倒,手着地,暴力间接传导至桡骨,并经骨间膜传导至尺骨,造成尺桡
骨骨折。骨折线常为斜形、短斜形。短缩重叠移位严重,骨间膜损伤较重,骨折
水平常为桡骨高于尺骨。

3.扭转暴力

多为工作中不慎将前臂卷入旋转的机器中致伤,此种损伤常造成尺桡骨的
多段骨折,并易于合并肘关节及肱骨的损伤。软组织损伤常很严重,常有皮肤挫
裂、撕脱,因而开放性骨折多见。肌肉、肌腱常有断裂,也易于合并神经、血管
损伤。

(二)临床表现及诊断

患者均有明显的外伤史,前臂伤后出现肿胀、疼痛及功能障碍,特别是前臂
不能旋转活动,可出现成角畸形。前臂局部有压痛,骨折有移位时,可触及骨折
端,并可感知骨擦音和骨折处的异常活动。骨擦音和异常活动并无必要特意检
查,因其有可能造成附加损伤。

尺桡骨骨折的诊断多可依靠以上的临床体征而确定,但骨折的详细情况必
须依靠 X 线检查来了解。注意必须包括腕关节和肘关节的影像学检查,并需拍
摄正侧两个位置的 X 线片,以免遗漏关节脱位。

(三)分型

按伤口是否与外界交通,分为闭合性和开放性骨折,按骨折的部位,分为近段、中段及远段骨折。每一因素都可能产生不同类型的骨折。明确是否有上或下尺桡关节损伤,对治疗和预后有重要意义。

(四)治疗

1.手法复位外固定

(1)用臂丛神经阻滞麻醉,使患者完全无痛,前臂肌肉放松,便于手法整复骨折的移位。

(2)患者仰卧位或靠坐位,肩关节外展 90°,前屈 30°～45°,肘关节屈曲 90°,腕关节保持 0°,如此可使前臂周围肌肉张力一致,在牵引和对抗牵引下,纠正骨折端重叠、成角及旋转移位,再用手法整复侧方移位。

(3)待患者的体位和患肢的放置摆放正确后,需两名助手,一名助手沿前臂纵轴向远端牵引,另一名助手肘部向上做反牵引。应纠正旋转、短缩、重叠、成角畸形。远端的牵引位置依骨折部位而定。如尺桡骨在上 1/3 内骨折,因旋后肌使桡骨近段旋后,远侧骨折端放在旋后位;如尺桡骨在中 1/3 骨折,骨折线在旋前圆肌下方,桡骨近段处于中间位,应将远侧骨折端放在旋前、旋后中间位,再以手法复位整复侧方移位。

手法复位外固定治疗前臂骨折,其效果不理想,除方法本身所固有的弊病外,与对前臂功能的认识不足,可接受的整复标准过低也有密切关系,特别是对尺骨的成角畸形、旋转畸形的忽视。保守治疗成人前臂尺桡骨双骨折,充满了困难,其效果并不理想,因而多数学者主张对成人前臂尺桡骨双骨折的治疗应持积极手术的态度。有学者认为,保守治疗应仅适合移位不明显或稳定性的前臂双骨折,反对反复多次的手法复位。

2.切开复位内固定

(1)手术指征:①手法复位失败。②受伤时间较短、伤口污染不重的开放性骨折。③合并神经、血管、肌腱损伤。④同侧肢体有多发性损伤。⑤陈旧性骨折畸形愈合。

(2)切口选择:桡骨上、中、下 1/3 骨折,均可选用前臂背侧入路,上 1/3 骨折桡骨背侧切口在伸腕肌伸指肌间分离,切开部分旋后肌附着处即可暴露桡骨,应注意桡神经深支自旋后肌中穿出,切勿损伤。中 1/3 的桡骨背侧切口,将外展拇长肌向尺侧牵开,即显露桡骨。下 1/3 桡骨背侧切口,自拇短展肌与伸拇长肌之间显露桡骨。

（3）内固定物的选择：①接骨板螺丝钉宜用 6 孔或 4 孔，亦可用加压接骨板内固定。使用接骨板内固定，近年在观点上有较大变化，强调生物学固定的原则。②髓内钉内固定，剥离骨膜范围要小或不剥离骨膜，有利于骨折愈合，采用的髓内钉必须横径够粗，对桡骨骨折，要将髓内钉上端打到桡骨颈部，才能控制桡骨旋转移位；否则仍需加用外固定，才能防止骨折端旋转移位，直至骨折愈合。交锁髓内钉内固定可有效控制骨折端旋转移位，骨折端加压、小范围或不剥离骨膜有利于骨折愈合。

（4）手术方法：麻醉后患者仰卧，患肢外展 80°置于手术台上。在止血带控制下手术。根据骨折的部位选择切口，一般均应在尺、桡骨上分别做切口，沿肌间隙暴露骨折端。在直视下准确对位。用加压接骨板螺钉固定，也可用髓内钉固定（图 2-6）。

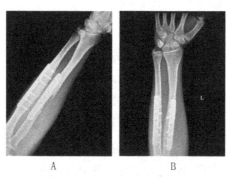

A   B
图 2-6　男性，35 岁，尺桡骨双骨折
A.术后斜位 X 线片；B.术后正位 X 线片

(五)预后

成人前臂尺桡骨双骨折的预后与许多因素有关：骨折是否为开放性，损伤程度如何，骨折移位多少，是否为粉碎性，治疗是否及时、适当，是否发生并发症。尺桡骨双骨折治疗的并发症有前臂骨筋膜室综合征、骨折不愈合、骨折畸形愈合、尺桡骨骨折交叉愈合、前臂旋转活动受限等。

成人有移位的前臂骨折以闭合复位方法治疗，通常结果并不理想，功能不满意率甚高；而以切开复位，坚强内固定治疗者愈合率可达 90%以上，功能满意率达 90%以上。

二、Monteggia 骨折脱位

Monteggia 骨折指尺骨近侧 1/3 骨折合并桡骨头脱位。Monteggia 于 1814 年首先对此种骨折脱位加以描述,后即以其名字称呼此种骨折脱位。

(一)分型

1967 年 Bado 将其归纳为 4 型。

1.Ⅰ型

约占 60%,为尺骨任何水平的骨折,向前侧成角,合并桡骨头前脱位。

2.Ⅱ型

约占 15%,为尺骨干骨折,向后侧(背侧)成角,合并桡骨头后脱位。

3.Ⅲ型

约占 20%,为尺骨近侧干骺端骨折,合并桡骨头的外侧或前侧脱位,仅见于儿童。

4.Ⅳ型

约占 5%,为桡骨头前脱位,桡骨近 1/3 骨折,尺骨任何水平的骨折。

(二)骨折机制

大多数学者认为,Ⅰ型骨折既可因跌倒,前臂极度旋前所造成,亦可因尺骨背侧的直接打击伤所致。Peurose 描述了Ⅱ型骨折的创伤机制,他认为相似于肘关节后脱位,此种类型者其尺骨上端附着的韧带较尺骨骨质更为坚固,这样,向后传导的暴力(跌倒、屈肘、手撑地)造成桡骨头后脱位,尺肱关节保持完好,而尺骨发生了骨折。Bado 指出Ⅲ型骨折的创伤机制是肘内侧面的直接打击伤所造成的,此种损伤仅见于儿童,而成人鲜见。Bado 未描述Ⅳ型骨折的创伤机制,多数人认为其发生与Ⅰ型骨折相同,但又合并了桡骨骨折,可能在桡骨头脱位后,桡骨又受到第 2 次创伤所致。

(三)临床表现及诊断

所有Ⅳ型骨折,肘关节及前臂均有明显肿胀、疼痛及压痛。患者不能活动肘关节和旋转前臂。桡神经深支损伤为最常见的并发症,应检查相应的神经功能。桡骨头脱位和尺骨骨折在 X 线片上极易判断,但 Monteggia 骨折的漏诊率却出乎意外的高,主要原因是 X 线检查部位未包括肘关节。

(四)治疗

儿童 Monteggia 骨折,闭合复位治疗的效果是满意的。但如何治疗成年人的 Monteggia 骨折,存在着争议。大多数学者的观点认为,桡骨头脱位并无手术的必要性,如尺骨内固定坚强,亦无必要重建环状韧带。过去习惯对Ⅰ型、Ⅱ型、Ⅲ型骨折采取闭合复位的治疗方法。近年来随着对前臂旋转功能的认识,对尺骨复位要求更为严格。凡闭合复位不能达到要求时,尺骨即应切开复位,坚强内固定,以期获得更好的治疗效果,如图 2-7 所示。对Ⅳ型骨折,无疑更应早期切开复位,尺桡骨骨折均行坚强内固定。

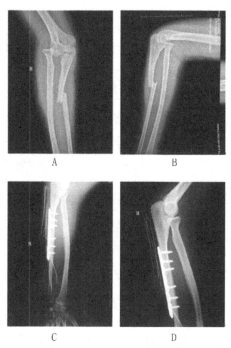

图 2-7　男性,32 岁,尺骨解剖复位,坚强内固定,桡骨头自行复位
A.术前正位 X 线片;B.术前侧位 X 线片;C.术后正位 X 线片;D.术后侧位 X 线片

合并桡神经深支损伤为一常见并发症,桡骨头复位后几乎都能自行恢复,不需手术探查。

(五)预后

如能早期正确诊断,正确处理,其预后是良好的。据近年来文献报道,使用手术治疗,坚强内固定者预后较好。如为严重开放性损伤,或合并感染,则预后较差。

三、Galeazzi 骨折

Galeazzi 骨折,指桡骨中下 1/3 处骨折,合并下尺桡关节脱位。1934 年 Galeazzi 详细描述了此种损伤,并建议强力牵引拇指整复。此种损伤较 Monteggia 骨折更为多见,其发生率约高于后者 6 倍。

(一)分型

(1)桡骨远端青枝骨折合并尺骨小头骨骺分离,患者均为儿童。此型损伤轻,易于整复。

(2)桡骨远侧 1/3 处骨折,骨折可为横形、短斜形、斜形。短缩移位明显,下尺桡关节脱位明显。多为患者跌倒时手撑地致伤,此型损伤较重,下尺桡关节掌背侧韧带、三角纤维软骨盘多已断裂,骨间膜亦有一定的损伤。

(3)桡骨远侧 1/3 处骨折,下尺桡关节脱位,合并尺骨干骨折或尺骨干的外伤性弯曲。多为机器绞轧伤所致,损伤重,可能造成开放性伤口,此型除下尺桡骨关节掌背侧韧带、三角纤维软骨盘破裂外,骨间膜多有严重损伤。

(二)骨折机制

Galeazzi 骨折可因直接打击桡骨远端 1/3 处的桡背侧而造成,亦可因跌倒时,手撑地的传达应力而造成,还可因机器绞轧而造成。

(三)临床表现及诊断

移位不显著的骨折仅有疼痛、肿胀和压痛。如移位明显,桡骨将出现短缩和成角,下尺桡关节压痛,尺骨头膨出,多为闭合性骨折。开放性骨折时,多为桡骨近折端穿破皮肤所致,伤口小。Galeazzi 骨折行 X 线检查即可明确诊断,正位片上,桡骨表现为短缩,远侧尺桡骨间距减少,桡骨向尺骨靠拢;侧位片上,桡骨通常向掌侧成角,尺骨头向背侧突出。

(四)治疗

Galeazzi 骨折,牵引下复位并不十分困难,但维持闭合复位的位置却颇为困难。为了获得良好的前臂旋转功能,避免下尺桡关节紊乱,桡骨骨折必须解剖复位。因此,切开复位内固定几乎是必选的方法。使用加压接骨板,手术切口采用 fenry 切口,接骨板置于桡骨掌面。术后用石膏,前臂保持旋转中立位 4～6 周,以使下尺桡关节周围被损伤的组织获得愈合。

(五)预后

闭合复位或内固定不当而失败者,预后不良;内固定坚固,下尺桡关节及桡骨骨折解剖复位者预后良好。

第三章　　　下肢损伤

第一节　股骨颈骨折

股骨颈骨折占全部骨折总数的 3.58％,它常发生于老年人,随着人的寿命延长,其发病率日渐增高。其在临床治疗中存在骨折不愈合(15％左右)和股骨头缺血性坏死(20％～30％)两个主要问题。至今,股骨颈骨折的治疗及结果等多方面仍遗留许多未解决的问题。

一、应用解剖

(一)股骨颈

股骨颈为铁桶状结构,是连接股骨头与股骨干的桥梁。股骨颈与股骨干之间形成两个重要的角度:颈干角与前倾角。颈干角:股骨颈与股骨干之间形成的角度,正常为 110°～140°,平均 127°,颈干角的存在,使转子部及股骨干远离髋臼,使髋关节可以大幅度活动。前倾角:下肢中立位时股骨头与股骨干在冠状面上形成的角度。由于颈干角与前倾角的存在,股骨颈内侧产生压力,在股骨颈外侧产生较小的张力,另外使股骨颈还承受一定的剪切力。

将股骨颈沿冠状面剖开后可见两种不同形式排列的骨小梁系统。一个系统起自股骨干上端内侧骨皮质,向股骨颈上侧呈放射状分布,最后止于股骨头外上方 1/4 处软骨下方,此为承受压力的内侧股小梁系统;另一系统起自股骨颈外侧皮质,沿股骨颈外侧上行与内侧骨小梁系统交叉,止于股骨头内下方 1/4 处软骨下方,此为承受张力的外侧骨小梁系统。上述两种骨小梁系统在股骨颈交叉的中心区形成一个三角形脆弱区域,老年人骨质疏松时,该处仅有脂肪充填,更加脆弱。

从股骨干后面粗线上端内侧的骨密质起,由很多骨小梁结合成相当致密的一片骨板,向上通过小转子前方,向外侧放射至大转子,向上与股骨颈后方骨皮质融合,向内侧与股骨头后内方骨皮质融合,以加强股骨干、股骨颈之间连接与支持力,成为股骨距。股骨距在股骨颈发病机制及治疗中,以及股骨头假体的置换技术方面,均具有重要意义。

(二)股骨头及颈的血供

首先,股骨头的血液供应来自旋股内动脉主干的终末外骺动脉(上支持带动脉),此动脉有 2~6 小支由股骨头、颈交界的外上部进入股骨头,供给股骨头外侧 2/3~3/4 部位;其次是旋股外动脉发出的下骺动脉(下支动脉),此动脉有 1~2 支在股骨头软骨内下缘处进入股骨头部,供给股骨头内下 1/4~1/2 部位;圆韧带动脉(内骺动脉)发自闭孔内动脉,一般供给股骨头凹窝部分,来自股骨上端的骨髓内动脉无独立分支达股骨头部。以上各动脉在股骨头内可互相吻合。股骨颈骨折后,股骨头的血液供应可遭受损害。据动物实验所见,股骨头下骨折后股骨头血液可减少 83%,颈中骨折则减少 52%,骨折后股骨头坏死与否主要与其残存血供和代偿能力有关。因此股骨颈骨折应早期复位及做内固定手术,以利于使扭曲受压与痉挛的血管尽早恢复。另外选择内固定物,应以对血供损伤小,固定牢固类型为佳(图 3-1)。

二、病因、分类与诊断

(一)病因

造成老年人发生骨折有两个基本因素,一是骨强度下降,骨质疏松;二是股骨颈部骨小梁变细,数量减少甚至消失,压力骨小梁数目也减少,加之股骨颈上区滋养血管孔密布,均可使股骨颈生物力学结构削弱,使股骨颈脆弱。另外,老年人髋周肌群退变,反应迟钝,不能有效地抵消髋部的有害应力,加之髋部受到应力较大(体重 2~6 倍),局部应力复杂多变,因此不需要多大的暴力,如平地滑倒,由床上跌下,或下肢突然扭转,甚至在无明显外伤的情况下都可能发生骨折。而青壮年股骨颈骨折,往往由于严重损伤,如车祸或高处跌落致伤,偶有因过度、过久负重劳动或行走,逐渐发生骨折者,称之为疲劳骨折。

(二)分类

对骨折进行分类可以反映骨折移位程度,稳定性,推测暴力大小,也可以估计预后,并指导正确选择治疗方法,常用以下几种分类。

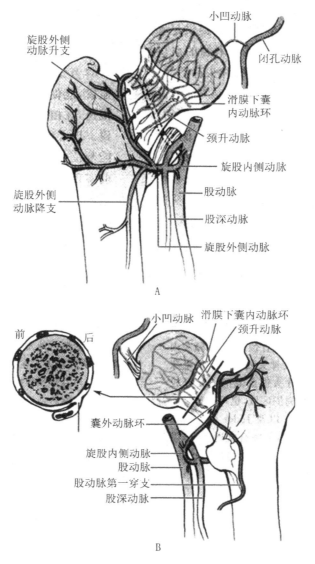

旋股外侧
动脉升支

小凹动脉

闭孔动脉

滑膜下囊
内动脉环

颈升动脉

旋股内侧动脉

股动脉

股深动脉

旋股外侧动脉

旋股外侧
动脉降支

A

前　后

小凹动脉

滑膜下囊内动脉环

颈升动脉

囊外动脉环

旋股内侧动脉

股动脉

股动脉第一穿支

股深动脉

B

图 3-1　股骨头颈的血管解剖

1.按骨折部位分类

（1）头下型骨折:骨折线位于股骨头与股骨颈的交界处。骨折后股骨头完全脱
离,可以在髋臼和关节囊中自由旋转移动,同时股骨头的血液循环大部分被中断,即
使圆韧带内的小凹动脉存在,也只能保证圆韧带凹周围股骨头的血供;如果小凹动脉
闭塞,则股骨头完全失去血供,因此此类骨折愈合困难,股骨头易发生缺血坏死。

（2）经颈型骨折:骨折线由股骨颈上缘股骨头下开始,向下至股骨颈中部,骨
折线与股骨纵轴线的交角很小,甚至消失。这类骨折由于剪切力大,骨折不稳,

远折端往往向上移位,骨折移位和它所造成的关节囊、滑膜被牵拉、扭曲等改变,常导致供给股骨头的血管损伤,使骨折不易愈合和易造成股骨头坏死。股骨颈中部骨折:骨折线通过股骨颈中段,由于保存了旋股内侧动脉分支、髋外侧动脉、干骺端上及下侧动脉,经关节囊的滑膜下进入股骨头,供应股骨头的血液循环,因此骨折尚能愈合。

(3)基底部骨折:骨折线位于股骨颈与大转子之间,由于骨折两端的血液循环良好,骨折容易愈合。

2.按骨折线的方向分类

按骨折线的方向分类即 Pauwel 分型,主要依据骨折线的倾斜角度评价骨折移位的趋势。Ⅰ型:Pauwel 角<30°的外展型骨折,骨折断端之间承受的剪切力较小,比较稳定;Ⅱ型:30°<Pauwel 角<50°的中间型骨折,稳定性较差;Ⅲ型:Pauwel 角>50°的内收型骨折,骨折断端之间承受的剪切力较大,且角度越大越不稳定(图 3-2)。

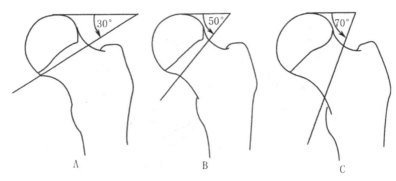

图 3-2 股骨颈骨折 Pauwel 分型

A.Ⅰ型 Pauwel 角<30°;B.Ⅱ型 30°<Pauwel 角<50°;C.Ⅲ型 Pauwel 角>50°

3.按骨折移位程度分类

Garden 等根据完全骨折与否和移位情况分为 4 型。

(1)Ⅰ型:骨折没有通过整个股骨颈,股骨颈有部分骨折连接,骨折无移位,近折端保持一定血供,这种骨折容易愈合。

(2)Ⅱ型:完全骨折无移位,股骨颈虽然完全断裂,但对位良好。如系股骨头下骨折,仍有可能愈合,但股骨头坏死变形常有发生;如为股骨颈中部或基底骨折,骨折容易愈合,因股骨头血供良好。

(3)Ⅲ型:为部分移位骨折,股骨颈完全骨折,并有部分移位,多为远折端向上移位或远折端的下角嵌插在近折端的断面内,形成股骨头向内旋转移位,颈干角变小。

(4)Ⅳ型:股骨颈骨折完全移位,两侧的骨折端完全分离,近折端可以旋转,远折端多向后上移位,关节囊及滑膜有严重损伤,因此经关节囊和滑膜供给股骨头的血管也容易损伤,造成股骨头缺血性坏死。

(三)诊断

1.临床表现

(1)症状:老年人跌倒后诉髋部疼痛,不敢站立和走路,应想到股骨颈骨折的可能。

(2)体征。①畸形:患肢多有轻度屈髋屈膝及外旋畸形。②疼痛:髋部除有自发疼痛外,移动患肢时疼痛更为明显。在患肢足跟部或大转子部叩打时,髋部也感疼痛,在腹股沟韧带中点下方常有压痛。③肿胀:股骨颈骨折多系囊内骨折,骨折后出血不多,又被关节外丰厚肌群包围,因此,外观上局部不易看到肿胀。④功能障碍:移位骨折患者在伤后就不能坐起或站立,但也有一些无移位的线状骨折或嵌插骨折病例,在伤后仍能走路或骑自行车。对这些患者要特别注意,不要因遗漏诊断使无移位稳定骨折变成移位的不稳定骨折。⑤患肢短缩:在移位骨折,远端受肌群牵引而向上移位,因而患肢变短。⑥患侧大转子升高,大转子在髂-坐骨结节关联线之上,大转子与髂前上棘间的水平距离缩短,短于健侧。

2.物理检查

确诊需要髋正侧位 X 线检查,尤其对线状骨折或嵌插骨折更为重要。X 线检查作为骨折的分类和治疗上的参考也不可缺少。应引起注意的是有些无移位的骨折在伤后立即拍摄的 X 线片上可能看不见骨折线,可行 CT 或 MRI 检查,或者等 2～3 周后,因骨折处部分骨质发生吸收现象,骨折线才清楚地显示出来。因此,凡在临床上怀疑股骨颈骨折的,虽 X 线片上暂时未见骨折线,仍应按嵌插骨折处理,3 周后再拍片复查。另一种易漏诊的情况是多发性损伤,此时常发生于青年人,由于股骨干骨折等一些明显损伤掩盖了股骨颈骨折,因此对于这种患者一定要注意髋部的检查。

三、治疗

股骨颈骨折的最佳治疗方法是手法复位内固定,只要有满意复位,大多数内固定方法均可获得 80%～90% 的愈合率,不愈合病例日后需手术处理的,亦仅占 5%～10%,即使发生股骨头坏死,亦仅有 1/3 的病例需手术治疗。因此股骨颈骨折的治疗原则应是早期无创伤复位,合理多钉固定,早期康复。人工关节置换术只适用于65岁以上，Garden Ⅲ、Ⅳ型骨折且能耐受手术麻醉及创伤的患者。

（一）复位内固定

复位内固定方法的效果，除与骨折损伤程度，如移位程度、粉碎程度和血供破坏与否有关外，还与复位正确与否、固定正确与否、术后康复情况有关。

1.闭合复位内固定

（1）适应证：适于各种类型骨折，包括无移位或者有移位。

（2）治疗时机：早期治疗有利于尽快恢复骨折后血管。据动物实验显示，兔的股骨头完全缺血6小时，就已造成成骨细胞不可逆的损伤。缺血股骨头成骨细胞坏死，组织学上一般需10天左右才能观察到，所以有学者提出，股骨颈骨折应属急诊手术（24～36小时以内），不超过两周仍可为新鲜骨折。

（3）麻醉：以硬模外麻醉为主，个别采用全麻。

（4）骨折复位：准确良好的复位是内固定成功的重要条件。骨折内固定后，应力的75%由骨本身承受，内固定只承受应力的25%。

复位方法是Whitman法。牵引患肢，同时在大腿根部加反牵引，待肢体原长度恢复后，行内旋、外展复位。Leadbetter改良了Whitman法，主要是屈髋、屈膝90°位牵引。各种手法只要操作得当，即足够牵引及内旋，绝大部分骨折可达良好复位，复位好坏与预后密切相关。如果手法仍不能复位时，应考虑近侧骨折端可能插入关节囊，或有撕裂的关节囊碎片嵌插在骨折线之间，此种情况见于青壮年患者，应考虑切开复位。

复位判断标准：多用Garden对线指数判断复位情况，即根据正侧位X线片，正常正位片上股骨干内缘与股骨头内侧有压力，骨小梁呈160°交角，侧位片上股骨头轴线与股骨颈轴线呈直线（180°）。

Garden对线指数：Garden认为在正位片和侧位片上，该角度为160°～180°都是可以接受的。实线的角度表示解剖复位，虚线的角度表示复位不佳（图3-3）。

Ⅰ级复位，正位呈160°，侧位呈180°；Ⅱ级复位，正位155°，侧位180°；Ⅲ级复位，正位<150°，或侧位>180°；Ⅳ级复位，正位150°，侧位>180°。如果髋正位像上，角度<160°表明不可接受髋内翻，而>180°表明存在严重髋外翻，由于髋关节匹配不良，将导致股骨头缺血性坏死率及骨关节炎发生率增高。侧位片上，仅允许20°变化范围，如果股骨头前倾或后倾>20°，说明存在着不稳定或非解剖复位，而需要再次行手法复位。Garden等报道的500例病例中，复位Ⅰ～Ⅱ级者，仅26%发生股骨头塌陷，而Ⅲ级者则有65.4%发生股骨头塌陷，Ⅳ级者有100%发生股骨头塌陷。

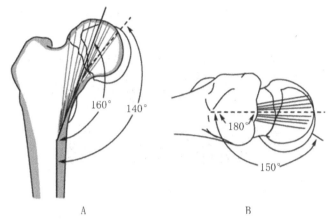

图 3-3　Garden 对线指数

A.正位片；B.侧位片

手术方式：股骨颈骨折治疗方法的选择，取决于患者年龄、创伤前患者的身体情况、骨折移位程度、骨折线的水平及角度、骨密度及股骨颈后方的粉碎程度。由于特殊解剖部位，股骨颈骨折闭合复位内固定要求固定坚强，方法简单，对血供破坏少，符合局部力学特征。骨折固定失败，会增加骨不连、股骨头坏死的发生率。内固定材料的选择需要能够抗剪切力，同时负重时能够承受一定的张力和抗压力。临床常用的固定材料为 6.5～7.3 mm 的空心钉。空心加压螺丝钉固定方法：沿股骨颈前面放一根 3.2 mm 的导针，在 X 线机辅助下，使此导针接近股骨颈内侧骨皮质，在股骨外侧骨皮质中点，与前面导针平行，钻入 1 枚导针，经股内侧骨皮质、股骨颈入股骨头，至股骨头软骨下 5 mm，导针前倾角控制在 10°以内，使导针位于股骨头后方，在稍上方再穿入第 2 枚导针，第 3 枚导针经大转子基底处，沿张力骨小梁，经股骨颈入股骨头，前倾角控制在 5°以内，使导针侧位像显示在股骨头前方。测量每个空心钉所需长度，沿导针向下、后上旋入相应长度空心钉，拔出导针，核实螺钉位置。

空心钉固定失败原因：进针方向错误、空心钉穿过关节面。

2.切开复位内固定

（1）切开复位空心钉固定（图 3-4）。①适应证：经过 1～2 次闭合手法复位未获得成功或复位后不能接受者，应考虑切开复位内固定。②方法：一般选择Watson-Jones 入路外侧切口，向近端和前侧稍延伸，切开皮肤、皮下阔筋膜，剥离并向前牵开部分股外侧肌，向后牵开臀中小肌，显露关节囊，切开关节囊及清理血肿，直视下解决关节囊嵌入或者股骨颈前、后缘骨折尖端插入关节囊等影响复位的因素,用骨刀插入前面的骨折间隙撬拨复位。当复位满意后,插入导针,行空心螺钉固定。

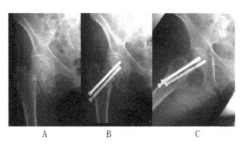

图 3-4　股骨颈骨折空心钉固定

(2)切开复位,空心钉固定及股骨颈植骨术。①适应证:50 岁以下尤其是青壮年的股骨颈头下型或头颈型骨折,骨折不易愈合并有股骨头坏死的可能者,或陈旧性股骨颈骨折不愈合者,可以采用开放性多根针或空心钉固定加股骨颈植骨手术。②方法:植骨方法多采用带肌蒂骨瓣或带血管蒂骨瓣移植,如股方肌骨瓣移植术(图 3-5)或带旋髂深血管蒂的髂骨瓣转位移植术(图 3-6)较为常用。

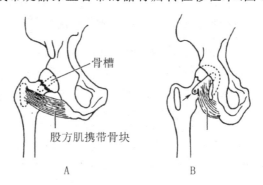

图 3-5　股方肌骨瓣移植术

(二)人工假体置换术

1.适应证

对于移位股骨颈骨折行人工假体置换有以下适应证:①55~65 岁骨质疏松明显,骨折不能得到满意复位及内固定者。②65 岁的股骨颈头下骨折,Garden Ⅲ、Ⅳ型骨折。③年龄>60 岁陈旧股骨颈骨折未愈合者,或者患者因并发症多,一般情况差,不能耐受第 2 次手术。

2.手术入路

有外侧入路和后外侧入路,具体根据个人喜好和经验进行选择。

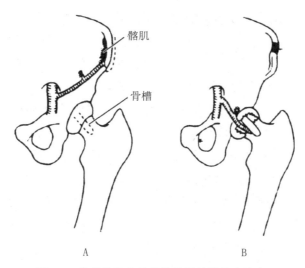

髂肌

骨槽

A　　　　　　　　　　B

图 3-6　带旋髂深血管蒂的髂骨瓣转位移植术

3.假体选择

对于年龄＞75 岁,身体条件差,预期寿命短的患者,可采用髋关节双极头置换;对于年龄相对较轻,身体条件好,活动范围较大且预期寿命长的患者采用全髋关节置换。

四、并发症及其处理

(一)股骨颈骨折不愈合

股骨颈骨折由于解剖、生物力学及局部血供的特点,发生不愈合是比较常见的,一般文献报道股骨颈骨折不愈合率为 7％～15％。随着人口老龄化发展,股骨颈骨折不愈合已成为严重的社会问题。

1.影响因素

年龄、骨折移位程度、骨折部位、骨折部位粉碎程度、骨折线倾斜度、骨折复位不良、过早不合理负重。

2.临床表现

患者患髋疼痛严重,下肢无力和不敢负重,患肢短缩、旋转受限等。

3.X 线检查

(1)骨折线清晰可见。

(2)骨折线两侧骨质内有囊性改变。

(3)虽然有部分患者骨折线不可见,但连续进行 X 线检查,可见股骨颈逐渐被吸收变短,以致内固定钉突入臼内或钉尾向外退出。

(4)股骨头逐渐变位,股骨颈内倾角逐渐增加,颈干角变小。

4.治疗

手术是目前主要的治疗方法,手术治疗的目的可概括为矫正负重力线,消除或减少骨折端剪应力;骨折复位内固定与植骨,以增强骨的再生修复能力;采用人工关节置换术或髋关节重建术,以恢复患髋负重行走的功能。患者的年龄与全身情况,以及股骨头形态与股骨颈被吸收的程度,是决定手术方法选择的主要依据。若骨折不愈合可同时并发股骨头坏死,也可不伴坏死,再次手术之前应行MRI检查,以了解股骨头血供状况,具体手术选择如下:①对于年龄超过65岁,能在住家附近步行活动者,可行全髋关节置换术。②对年轻患者,可行转子间外翻截骨或转子间内移截骨并再次行内固定。③对年轻患者合并股骨头坏死,且股骨头塌陷的不愈合者,应行全髋关节置换术。

(二)股骨头缺血性坏死

股骨头缺血性坏死是股骨颈骨折常见的并发症,近年来随着治疗的进展,骨折愈合率可达90%以上,但股骨头缺血性坏死率迄今仍无明显下降,这成为决定预后的主要问题。

1.发生时间

股骨颈骨折后何时发生股骨头缺血性坏死,目前临床主要依据 X 线检查进行诊断,发生时间最早者为伤后 1.5 个月,最晚者伤后 17 年,其中80%～90%股骨头缺血性坏死发生于伤后 3 年以内,因此,股骨头缺血性坏死的随诊时间,应在伤后 2～3 年,随诊至伤后 5 年较为合适。

2.影响因素

年龄、骨折局部的状况、复位质量、内固定方法、早期负重等都是影响因素。

3.临床表现

股骨头缺血性坏死早期患者往往缺乏临床症状;晚期可出现疼痛、关节僵硬与活动受限、跛行。

4.诊断

根据临床表现和 X 线、CT、MRI 检查多可确诊,可见股骨头密度改变或塌陷变形。

5.治疗

(1)塌陷前期:①非手术治疗方法是让患者用双拐,长期不负重,以防止股骨头塌陷。②手术治疗方法是钻孔减压术、血管束植入术、游离植骨术、股方肌骨瓣植骨术。

（2）坏死塌陷期：坏死的股骨头一旦塌陷，无论采用何种方法治疗，均难以恢复髋关节原有功能，可根据塌陷的严重程度分别采取截骨术、软骨下修复或软骨移植术、自体软骨膜或骨膜移植术、异体骨软骨移植术、关节融合术、人工关节置换术。

第二节 股骨转子间骨折

股骨转子间（图 3-7）骨折是老年人常见的低能量损伤。随着社会的老龄化发展，人均寿命的延长，股骨转子间骨折的发生率呈上升趋势。髋部是老年骨质疏松性骨折的好发部位，转子间骨折患者平均年龄比股骨颈骨折患者高 5～6 岁，90％发生于 65 岁以上老人，70 岁以上的老人发病率急剧增加。高龄患者长期卧床引起并发症较多，病死率为 15％～20％。

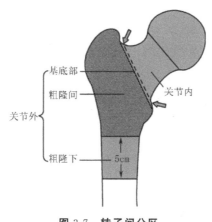

基底部
粗隆间
关节内
关节外
粗隆下
5cm

图 3-7 转子间分区

一、应用解剖

股骨转子部位位于大转子及小转子之间。大转子呈长方形，在股骨颈的后上部，位置表浅，可以触到，是非常明显的骨性标志。上部为转子窝，大转子上有梨状肌、臀中小肌、闭孔肌、股外侧肌、股方肌附着。小转子呈锥状突起，位于股骨干的上后内侧，有髂腰肌附着其上。髋关节囊附着于转子间。股骨转子主要为骨松质构成。旋股外侧动脉与旋股内侧动脉形成的动脉环，发出 4 组支持带动脉，供应股骨转子部及股骨头，由于转子部血供丰富，骨折后极少不愈合，但很易发生髋内翻。

二、骨折机制

转子间骨折常由间接暴力引起,多数发生于患者滑倒摔伤后。姿势和步态的紊乱、视力和听力的下降、使用强效镇静药物等因素使老年人摔倒更为频繁。在患者跌倒过程中,转子间区承受了较大的扭转暴力,同时由于软组织不能恰当吸收或传递能量以及骨结构强度的不足,剩余的能力在转子间区释放,造成应力集中区的骨折。髂腰肌和臀中小肌的反射性收缩,导致大、小转子的骨折。

三、分型

根据骨折部位、骨折线的形状及方向、骨折块的数目等情况,转子间骨折的分类方法很多,目前临床广泛应用的分型为 Evans 分型和 AO 分型,其简单实用,可指导治疗并提示预后。

(一)Evans 分型

Evans 分型见图 3-8。

(二)AO 分型(图 3-9)

AO 分型将股骨转子间骨折纳入其整体骨折分型系统中,全部为 A 类骨折。

1.A1 型

经转子的简单骨折(两部分),内侧骨皮质仍有良好的支撑,外侧骨皮质保持完好。

(1)沿转子间线。

(2)通过大转子。

(3)通过小转子。

2.A2 型

经转子的粉碎性骨折,内侧和后方骨皮质在数个平面上破裂,但外侧骨皮质保持完好。

(1)有一内侧骨折块。

(2)有数块内侧骨折块。

(3)在小转子下延伸超过 1 cm。

3.A3 型

反转子间骨折,外侧骨皮质也有破裂。

(1)斜形。

(2)横形。

(3)粉碎性。

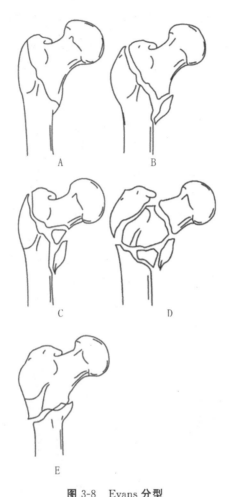

图 3-8　Evans 分型
A.Ⅰ型;B.Ⅱ型为稳定性骨折;C.Ⅲ型;D.Ⅳ型;E.Ⅴ型为不稳定性骨折

四、临床表现及诊断

患者多为老年人,伤后髋部疼痛,不能直立或行走,下肢短缩及外旋畸形明显。无移位的嵌插骨折或移位较少的稳定性骨折,上述症状比较轻微。检查时可见患侧大转子升高,局部可见肿胀及瘀斑,局部压痛明显。叩击足跟部常引起患处剧烈疼痛。一般转子间骨折局部疼痛和肿胀的程度比股骨颈骨折严重,而前者压痛点多在大转子部,后者的压痛点多在腹股沟韧带中点外下方。做双髋正位 X 线检查时应将患肢牵引内旋,消除外旋所造成的骨折间隙重叠,从而对骨折线、小转子、大转子的粉碎、移位程度作出正确的判断,同时还有助于了解正常股骨颈干角、髓腔宽度及骨质疏松情况,为正确选择治疗方法和内固定材料提供依据。侧位 X 线检查有助于了解骨折块的移位程度及后侧壁的粉碎程度。一般而言，普通 X 线检查即可明确诊断，对于无移位或嵌插骨折，临床高度怀疑，可行 CT 或 MRI 检查或制动后两周复查 X 检查，但一定需要制动，防止骨折的再移位。

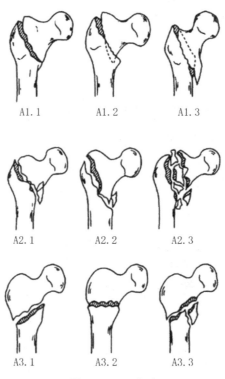

图 3-9　AO 分型

五、治疗

随着现代医学的发展、内固定材料及手术方法的改进，以及围术期诊治水平的提高，内固定手术不仅能降低病死率，减少髋内翻的发生，使手术安全性显著提高，还能使患者早期下床活动，减少因长期卧床引起的并发症，现在已逐渐趋向内固定治疗。因此，如无明确手术禁忌证，国内外骨科界多主张对转子间骨折行复位与内固定治疗。在外科治疗方面存在两个方面的困难：一是老年或高龄患者全身健康状况差，往往伴有心脑血管疾病、糖尿病、呼吸功能或肾功能的衰退，以及认知功能障碍等多种或多系统的内科并存症，增加了外科治疗的困难与风险，使治疗过程复杂化，往往需要多学科协同处理；二是骨骼组织的退化、骨量减少和骨微结构破坏，使骨的物理强度显著降低，骨折固定的可靠性明显降低，而且假体植入率也增高,骨质疏松性骨折的骨愈合过程相应迟缓。对老年人转子间骨折的手术治疗应采取既慎重又积极的态度,制订综合的治疗计划和措施,早期康复训练等能使治疗取得理想的效果。手术治疗的目的是准确复位骨折,坚强固定,使患者早期离床活动,防止长期卧床引起的致命性并发症。对健康状况允许、能耐受麻醉和手术治疗的各种类型的转子间骨折患者均可考虑采用手术治疗。

(一)非手术治疗

转子间区局部的肌肉丰富、血供充足,非手术治疗也能使骨折愈合。传统的治疗方法是卧床牵引,可于胫骨结节或股骨髁上行骨牵引,维持患肢外展中立位和肢体长度。对于无法耐受牵引的患者可穿"丁"字鞋使患肢维持于外展中立位。治疗期间应注意加强观察护理,可以按摩和主、被动活动肢体,预防下肢深静脉血栓形成。应定期测量肢体长度,避免过度牵引及发生短缩、内翻及旋转畸形。牵引期间可行床边 X 线检查,8～10 周后经临床检查与 X 线检查确定骨折已骨性愈合,可下床负重行走。

(二)手术治疗

1.手术时机

研究显示,即使是因为程度不重的创伤而接受外科手术治疗的老年人,其术后病死率和并发症的发生率均显著高于中青年患者,通常认为伤后 24 小时内手术病死率明显增加,卧床时间＞1 周时全身并发症发生率大大增加,因此多数学者认为伤后 72 小时到 1 周内手术更为合适。

2.术前评估

美国麻醉医师协会(ASA)评估系统能够比较全面、准确地评估患者的全身情况。应用 ASA 术前综合系统评估高龄、高危转子间骨折患者,考虑到了患者重要脏器状态及手术类型、时间等因素,能相对反映手术风险程度。

3.固定方式

(1)外固定支架固定:外固定支架操作简便迅速,可在局部麻醉下进行闭合复位骨折固定,固定后患者可进行早期功能锻炼。用单臂式多功能外固定架治疗股骨转子间骨折,认为其有手术切口小、操作简单、手术时间短、并发症少等优点,该方法适用于 Evans Ⅰ、Ⅱ、ⅢA 型较稳定的股骨转子间骨折,对 Evans Ⅳ 型及逆转子间骨折应慎用。但外固定架因力学稳定性不如髓外钉板和髓内钉内固定系统好,螺钉经过阔筋膜和股外侧肌而阻碍了髋、膝关节的伸屈活动,活动时的牵涉痛和外固定架本身对患者产生的生理压力而阻碍了患者的康复锻炼,患肢膝关节都存在不同程度的永久性伸屈受限,且钢钉外露也易合并钉道感染,故该方法多限于在多发伤或全身情况差、不能承受其他较大手术的患者中应用。

(2)闭合复位空心加压螺丝钉固定(图 3-10):适应于 Evans Ⅰ、Ⅱ型稳定性骨折以及高龄、高危、难以耐受常规手术的 ASA Ⅲ、Ⅳ型患者。该方法为微创手术,闭合复位,经皮进钉固定,出血少,对髓腔干扰少,手术安全性高,但对骨折的固定强度不及其他手术方法。患者可早期做床上活动,负重活动应推迟,一般在3 周后酌情开始负重活动。

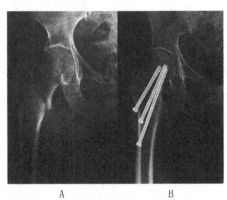

图 3-10　股骨转子间骨折空心钉固定

(3)髋加压滑动螺钉内固定(DHS):具有加压和滑动双重功能,允许近端粉碎性骨折块压缩,使骨折端自动靠拢并获得稳定,患者能早期活动和负重。虽DHS 成为股骨转子间骨折的常用标准固定方法,但随着髓内固定的不断涌现,DHS 仅限于稳定转子间骨折的固定。

(4)Gamma 带锁髓内钉:头颈加压螺钉尾部呈套筒状,可与髓内针呈 130°交角锁死在髓内针近端孔内,并可随意回缩加压。髓内针长 180 mm,直径有11 mm、12 mm 及 13 mm,髓内针近端有接口与近端加压螺钉及远端锁钉的瞄准器相连。

(5)股骨近端髓内钉(PFN):PFN 系统在设计上增加了 1 枚近端的防旋螺钉,使近端固定的稳定性增加,同时远端锁钉螺栓距钉尾较远,从而减少了因股骨远端应力集中造成继发骨折的风险,取得了较好的治疗效果。

(6)PFNA:PFNA 是 AO 在 PFN 的基础上主要针对老年骨质疏松患者研制而成的股骨转子间骨折的新型髓内固定系统,在生物力学方面显示了满意的效果。

(7)股骨近端锁定接骨板:适用于高龄、骨质疏松严重、外侧壁严重粉碎、发生栓塞风险高的患者。

(8)人工假体置换术:高龄股骨转子间骨折患者普遍存在着骨质疏松,合并多种内科疾病,为减少卧床时间,减少卧床导致的各种并发症,可使用骨水泥型假体,行人工髋关节置换术。

4.术后康复

术后康复对于治疗结果有重要影响,一套完善的康复治疗计划不仅能使患肢功能得到早期恢复,而且对患者体能与各脏器的恢复至关重要。术后应尽早开始肢体的康复训练,早期行肌肉被动活动锻炼,不仅能使关节、肌肉在活动中恢复功能,还能预防下肢深静脉血栓形成。肌肉的等长收缩与等张收缩,关节的被动与主动运动,不仅对肢体运动功能的恢复有利,而且对骨折的愈合也有益。转子间骨折患者术后负重时间应依据骨折类型、移位程度、骨的质量及内固定质量来决定。有严重骨质疏松的Ⅲ、Ⅳ型不稳定性骨折不宜早期负重,否则无论内固定多么坚强,都不可避免地导致内固定物松脱或股骨头被切割、穿透等并发症发生。

六、并发症及治疗

(一)内固定物失效

内固定物失效,导致股骨转子间骨折发生髋内翻畸形与骨折不愈合,多与骨折类型不稳定、内固定选择不当、操作不正确或过早负重有关。根据实际情况,更换内固定,纠正畸形。髋内翻畸形严重者,可行股骨转子楔形截骨术。不宜行内固定的患者,可行人工关节置换手术。

(二)骨不连

转子间骨折术后发生骨不连的可能性低于2%,不稳定的患者术后易发生骨不连,不充分的骨折断端间加压造成的骨性缺口也可能导致骨不连。对于骨质良好的骨不连患者应考虑进行重复内固定配合外翻截骨术及骨移植术,对于老年患者,可行人工关节置换术。

(三)旋转不良畸形

通常术中远端骨折段有内旋,当旋转不良影响到正常行走时,可行接骨板移除和股骨内旋截骨术。

第三节　股骨干骨折

股骨是人体中最长和最坚强的骨骼。股骨干包括小转子下 5 cm 到膝关节上 3 cm 的范围，这一区域以近为转子下区，以远为股骨髁上区域。股骨干骨折是一种高能量损伤，造成股骨干骨折最常见的原因是机动车交通事故及高处坠落。另外，间接暴力也可导致股骨干骨折，如杠杆作用、扭转作用等。股骨干骨折常伴有的合并伤包括全身性的损伤（头、胸、腹及其他部位的脏器、肌肉、骨骼损伤）及局部的损伤（同侧肢体骨骼、肌肉及韧带损伤）。这些因素决定了股骨干骨折的手术时机和手术方法。

一、临床表现及诊断

患者有外伤史，受伤肢体局部出现剧烈的疼痛、肿胀、畸形、异常的活动及活动受限。结合 X 线检查，诊断并不困难，但由于受伤机制及局部解剖特点，特别要注意以下几个方面。

(一)解剖特点

股骨干周围存在丰富的肌肉，在其后侧有股深动脉的穿支通过，骨折易造成大量出血，出血量为 2 000 mL 左右，检查时肿胀可能明显，加之骨折引起剧烈疼痛，容易出现休克。股骨髓腔中含有大量的造血细胞和脂肪细胞，股骨干骨折时骨髓腔中的脂肪细胞可由骨髓腔进入破裂的静脉和淋巴管内，通过血液循环形成脂肪栓塞，乃至于形成脂肪栓塞综合征。

(二)辅助检查

因股骨干多为高能量损伤，在检查股骨干骨折的同时，应注意身体其他部位及股骨相邻部位的详细检查。拍摄股骨全长 X 线片，包括髋、膝关节，并且必要时做相关部分的 MRI 检查，避免漏诊。可能出现的漏诊包括股骨颈的隐匿性骨折、膝关节韧带损伤。股骨干骨折合并血管和神经损伤较少见。由于股骨干周围丰富的肌肉组织，对血管和神经组织起到了良好的保护作用，但也应常规地观察末梢血运、皮肤感觉及运动功能，尤其对挤压伤造成的股骨干骨折的患者，应持续动态观察，防止血管内膜损伤造成的血栓或出现挤压综合征。

二、骨折分型

骨折分型的目的是为了指导治疗及判断骨折的预后。

(一)Winquist分型(图3-11)

Ⅰ型:无粉碎或轻度粉碎,蝶形骨块小于骨干宽度的25%。

Ⅱ型:中度粉碎,大蝶形骨块小于骨干宽度的50%,即骨折端有50%的接触。

Ⅲ型:重度粉碎,骨折块大于骨干宽度的50%,骨折端皮质仅小部分接触。

Ⅳ型:严重粉碎,骨折断端没有皮质接触。

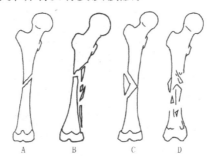

图3-11 股骨干骨折Winqnist分型

A.Ⅰ型;B.Ⅱ型;C.Ⅲ型;D.Ⅳ型

(二)AO/OTA分型(图3-12)

A型:简单骨折,包括螺旋形、斜形和横形。

B型:有小蝶形骨块或成角的骨折。

C型:节段性粉碎性骨折。

三、治疗方法及内植物的选择

(一)牵引

由于非手术治疗存在着严重的并发症和死亡率。目前成人股骨干骨折原则上已不再行保守治疗,以手术治疗为首选。骨牵引常用于其他终极治疗的前期阶段,为了避免手术的感染,一般行胫骨结节牵引。3～4岁的儿童因其骨折愈合快,骨折塑形能力强,可采用双下肢悬吊皮牵引,牵引时以臀部稍离开床面为适。牵引4周后做X线检查,有骨痂即可拆除牵引。

(二)外固定架

外固定架治疗主要用于股骨干骨折伴有局部严重的软组织损伤,或伴有全身其他脏器、组织的损伤。外固定架治疗为避免手术对机体造成"二次打击"，所进行的临时固定。待全身情况稳定，局部软组织条件允许的情况下，拆除外固定架，行内固定治疗。对于固定时间要尽可能缩短。骨折端相对稳定的患者，一般采用单臂式外固定架即可，对一些可能固定时间较长（如开放伤污染较重，合并严重的血管损伤）和粉碎性骨折的病例，建议用组合式外固定架固定，这样固定将相对稳定。

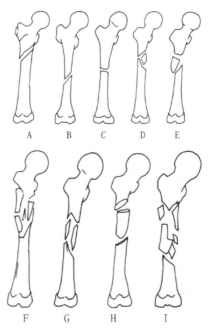

图 3-12　股骨干骨折 AO 分型

A.A1 螺旋形骨折；B.A2 斜形骨折；C.A3 横形骨折；D.B1 螺旋楔形骨折；E.B2 弯曲楔形骨折；F.B3 粉碎楔形骨折；G.C1 螺旋复杂骨折；H.C2 多段复杂骨折；I.C3 不规则复杂骨折

（三）接骨板治疗

接骨板固定股骨干骨折属于偏心固定，与髓内固定相比在生物力学上没有优势。因治疗设备和技术的限制，以及一些特殊病例（如股骨干合并股骨颈骨折，股骨干合并股骨远端、髁间骨折，股骨干骨折合并头、胸部损伤，使用髓内钉会加重损伤的患者），仍需接骨板固定。接骨板固定分为加压固定和桥接固定。对股骨干简单骨折，包括螺旋形骨折、小斜形骨折、横形骨折进行加压固定；对粉碎性股骨干骨折，使用长接骨板跨越骨折区域，可减少骨折端骨膜剥离程度，恢复骨长度。对老年骨质疏松患者,建议用锁定接骨板。

(四)髓内钉固定

交锁髓内钉内固定稳定性好,并发症相对较少,是治疗股骨干骨折最好的方法。交锁髓内钉分为顺行髓内钉和逆行髓内钉。逆行交锁髓内钉主要用于同侧肢体股骨干并股骨颈骨折、股骨干骨折合并同侧胫骨上段骨折,以及患者肥胖顺行进钉较困难时。对于股骨骨骺未闭的青少年,可行弹性钉髓内固定。

手术方法:患者仰卧于可透视手术牵引床上,仰卧位有利于牵引复位及控制力线,也利于术中进行 X 线检查。髓内钉的进钉点位于梨状窝或大转子顶点。使用逆行髓内钉要求膝关节屈曲 $45°\sim60°$,自髁间切入,后交叉韧带前方为止点,对应股骨长轴,然后插入导针、扩髓。有文献报道,非扩髓髓内钉骨的愈合率低于扩髓髓内钉骨的愈合率。但全身情况不稳定、有严重胸外伤者,扩髓可导致继发性肺损伤及栓塞,此类患者不宜使用。插入髓内钉时,导针位置应当正确,如骨折复位不理想,强行插钉,会对股骨颈造成持续性偏心应力,造成股骨颈底部爆裂。A 型骨折要求动态锁定,B 型骨折要求动态或静态锁定,C 型骨折要求静态锁定。

四、并发症及预防

(一)股骨颈骨折

术前漏诊股骨颈骨折最常见,另外,应用髓内固定时,梨状窝进针点偏内或股骨干复位不佳,强行插入髓内钉会造成股骨颈应力增大。因此,术前检查一定要认真、细致,需常规做股骨全长 X 线检查,必要时做髋、膝 MR 检查。再次手术操作时一定要规范。

(二)内植物松动、断裂

主要原因是内植物选择不当,如接骨板短、髓内钉细、内植物在髓腔内不稳定,均可引起应力遮挡作用。次要原因是操作不规范,如接骨板应置于股骨前外侧,此为张力侧固定原则,以及髓内钉未达干骺部等。患者负重过早也会导致内植物松动、断裂。

(三)骨折不愈合、延迟愈合

原因:①局部创伤较重,软组织损伤严重,局部血供差;②手术方法选择或操作技术问题。对股骨干骨折尽可能闭合或有限切开复位。髓内钉固定:粉碎性骨折应锁静力孔,横形或小斜形骨折应锁动力锁定孔,半年内如骨愈合差,可拆除远端锁定钉,让骨折断端纵向加压。接骨板固定:稳定性加压固定,粉碎性骨折一定是挤压固定,必要时行骨折端植骨。

(四)感染

原因:①术前软组织损伤重,创面污染严重;②手术不顺利,反复 X 光照射,创面暴露时间长。预防:对于开放性股骨干骨折,无论伤口大小,均按 Gustilo Ⅲ型来对待,要充分扩创,临时外固定或牵引治疗,待局部条件稳定后行内固定。术前半小时需给患者静脉滴注广谱抗生素一次,若手术时间超过 3 小时需追加一次。

(五)膝关节僵硬强直

股骨干骨折术后的膝关节功能障碍是常见并发症,主要原因是创伤或手术操作所致股四头肌损伤,术后膝关节长期处于伸直位,以致股四头肌、股直肌及骨干形成牢固的纤维粘连。因此,术中要彻底止血,尽可能微创操作,减少肌肉损伤。在坚强内固定的基础上,术后尽早进行膝关节屈伸不负重功能锻炼和股四头肌功能锻炼,有条件的可使用被动连续活动装置锻炼。

第四节　膝关节韧带损伤

膝关节韧带损伤是一种比较常见的疾病,由于膝关节的关节囊松弛薄弱,关节的稳定性主要依靠韧带和肌肉,当膝关节围绕 3 个轴进行旋转时,韧带起到稳定和控制的作用,韧带在为膝关节提供稳定性的同时表现出复杂的机械行为。膝关节韧带损伤多由外伤所致,其中孤立性韧带损伤只累及一个韧带结构,而联合性韧带损伤累及两个或两个以上的韧带,患者表现为膝关节剧烈疼痛、关节及周围肿胀、皮下有瘀斑、活动受限等,后期由于膝关节不稳定(膝关节不稳定是指膝关节的韧带不能够维持正常的解剖结构关系),关节早期发生退变,严重影响患者工作和生活。

一、应用解剖

膝关节内侧副韧带位于股骨内髁与胫骨内髁之间,有深浅两层纤维,浅层呈三角形,甚为坚韧,深层纤维与关节囊融合,部分与内侧半月板相连,外侧副韧带起于股骨外上髁,它的远端呈腱性结构,与股二头肌腱会合成联合肌腱结构,一起附着于腓骨小头上,外侧副韧带与外侧半月板之间有滑囊相隔。膝关节伸直时两侧副韧带拉紧,无内收、外展与旋转动作。膝关节屈曲时,韧带逐渐松弛,膝关节的内收、外展与旋转动作亦增加。前交叉韧带起自股骨髁间凹的外侧面,向前内下方止于胫骨髁间嵴的前方。当膝关节完全屈曲和内旋胫骨时,此韧带牵拉最紧,可防止胫骨向前移动,后交叉韧带起自股骨髁间凹的内侧面,向后下方止于胫骨髁间嵴的后方。膝关节屈曲时,可防止胫骨向后移动。

二、检查试验

(一)应力试验

膝关节侧向稳定性不只取决于内、外侧副韧带,膝关节内侧复合稳定结构和外侧复合稳定结构也保证了膝关节侧向稳定性。内侧复合结构包括内侧副韧带、鹅足、半膜肌和胫斜韧带,其中鹅足、半膜肌和胫斜韧带组成后内侧角;外侧复合结构包括髂胫束、外侧副韧带、股二头肌腱和腘肌腱,其中外侧副韧带、股二头肌腱和腘肌腱组成后外侧角。进行膝内、外侧稳定性检查的试验包括完全伸膝位侧方应力试验和屈膝 20°位侧方应力试验。在完全伸膝位,膝关节内侧的稳定性首先由紧张的后内侧角来保证,其次为侧副韧带,再次为交叉韧带。当完全伸膝位有明显外翻不稳时,常意味着这 3 组结构同时受损,当仅有内侧副韧带或者交叉韧带损伤时,由于后内侧角的完整性,并不表现出外翻稳定性的变化。同样,在完全伸膝位,膝关节外侧的稳定结构首先由紧张的后外侧角来保证,其次为髂胫束和关节囊韧带,再次为交叉韧带。当完全伸膝位有明显内翻不稳时,也意味着这 3 组结构同时受损。屈膝 20°时,后内侧角和后外侧角松弛,膝关节内侧的稳定性首先由内侧副韧带来提供,其次为交叉韧带;膝关节外侧的稳定性首先由髂胫束、外侧副韧带和关节囊韧带来提供,其次也是交叉韧带。因此当出现膝关节内侧不稳时首先说明内侧副韧带损伤,随着不稳定程度的增加也可伴发交叉韧带损伤。当膝关节外侧出现不稳时首先说明髂胫束、外侧副韧带和关节囊韧带损伤,同样随着不稳定程度的增加也可伴发交叉韧带损伤。结合完全伸膝位和屈膝 20°位膝关节内外侧稳定性检查,可以大致断定哪些膝关节稳定结构损伤。比如屈膝 20°膝关节内侧不稳而完全伸膝位稳定时说明单纯内侧副韧带损伤,屈膝 20°位和完全伸膝位膝关节内侧均不稳时说明整个内侧复合结构损伤,而严重的膝关节内外侧不稳均可能包括交叉韧带损伤。

(二)轴移试验和反向轴移试验

完全伸直膝关节,检查者用腋部夹持患侧足,双手扶小腿施以外翻应力,逐渐屈曲膝关节,在屈膝接近 20°时可以感觉到外侧胫骨平台向前移位的弹响,继续屈曲膝关节,在接近 40°时可以感觉到胫骨外侧平台复位的弹响,此为轴移试验阳性。反向轴移试验是检查者一手扶足部,另一手扶小腿,先屈曲膝关节至最大限度,同时外旋小腿,如果有后外侧角不稳,这时会有胫骨外侧平台向后外侧的脱位,此时施以外翻应力,并逐渐伸膝关节,在接近 40°时,由于髂胫束自股骨外上髁后侧向前侧的滑动,带动胫骨外侧平台复位而产生弹响感,此为反向轴移试验阳性。轴移试验和反向轴移试验所检查的韧带结构并非对应,轴移试验检查的是前交叉韧带的受损情况或者松弛情况,反向轴移试验检查的则是后外侧角的完整性。在做轴移试验时,在完全伸膝位,由于后外侧角的紧张,胫骨外侧平台处于复位状态;当屈膝接近 20°时,后外侧角松弛,对胫骨外侧平台向后外侧的牵扯力减弱,由于髂胫束向前的提拉,若同时有前交叉韧带的断裂或者松弛,会出现胫骨外侧平台向前外侧的移位,此时加以外翻应力时就会出现弹响感;当屈膝接近 40°时,髂胫束自股骨外上髁前方滑向后侧,牵扯胫骨外侧平台复位,此时施以外翻应力时同样会出现弹响感。轴移试验阳性表明前交叉韧带松弛或断裂。反向轴移试验并非用来诊断后交叉韧带损伤,其阳性结果表明后外侧角损伤。

(三)前抽屉试验

屈膝 90°,检查者坐于患侧足上以使其固定,双手抱小腿近段向前牵拉,观察胫骨向前移位程度。分别于小腿内旋位、中立位、外旋位进行检查。在内旋位,外侧韧带结构紧张,主要检查前交叉韧带和外侧韧带结构;在中立位,主要检查前交叉韧带;在内旋位,内侧韧带结构紧张,主要检查内侧韧带结构和前交叉韧带。

(四)后抽屉试验

检查方法基本上如同前抽屉试验,只是双手将小腿近段向后推移。在内旋位,内侧韧带结构紧张,主要检查后交叉韧带和内侧韧带结构;在中立位,主要检查后交叉韧带;在外旋位,外侧韧带结构紧张,主要检查外侧韧带结构和后交叉韧带。后抽屉试验是检查后交叉韧带损伤的最可靠的方法。

(五)拉赫曼试验

检查者一手握持大腿远段,一手握持小腿近段,在患者仰卧位提拉小腿近段,在检查时不但要检查胫骨的前移程度,更重要的是检查韧带的终止点。前交叉韧带的终止点可以分为硬性、软性两类。比起前抽屉试验,拉赫曼试验有着明显的优点:该试验不但在陈旧性损伤时可以检查,在急性损伤时也可以进行检查;由于无半月板的干扰,检查的阳性率明显提高;可以准确检查到韧带的终止点。拉赫曼试验阳性并伴有软性终止点,说明前交叉韧带完全断裂;拉赫曼试验阳性并伴有硬性终止点,说明前交叉韧带部分损伤,或者只有关节囊韧带松弛;拉赫曼试验阴性肯定伴有硬性终止点,说明前交叉韧带正常。

三、膝关节各项不稳定的因素

膝关节不稳定可分为以下几项内容。

(一)单平面不稳(单纯或直向不稳)

(1)内侧不稳。

(2)外侧不稳。

(3)后侧不稳。

(4)前侧不稳。

(二)旋转不稳

(1)前内侧。

(2)前外侧:屈曲位、接近伸直位。

(3)后外侧。

(4)后内侧。

(三)联合不稳

(1)前外－前内旋转不稳。

(2)前外－后外旋转不稳。

(3)前内－后内旋转不稳。

四、诊断

膝关节韧带损伤及不稳定的患者都有外伤病史,青少年多见,男性多于女性。表现为受伤后膝关节出现疼痛、无法行走、肿胀,甚至出现膝关节交锁或脱位等,根据损伤的类型、程度,是否合并骨折局部有不完全一样的表现,检查应在受伤后尽早进行,以减少严重肿胀和受伤肌肉的不自主痉挛带来的干扰,检查时双下肢暴露、对比,观察患肢姿势、有无畸形、髌骨的位置是否改变,如关节内有积血提示可能存在交叉韧带撕裂、骨软骨骨折、半月板血管区的边缘撕裂或关节囊深层的撕裂。无关节内积血并能不说明韧带损伤较轻,因为严重的破裂经常引起轻微的关节肿胀,韧带破裂是完全可能的,以至于出血渗入腘窝间隙中而引起关节肿胀。触摸侧副韧带及其骨性附着部时在韧带损伤点有压痛。如果伤后立即进行检查,偶尔可触及韧带的缺损处。如内侧副韧带损伤时,股骨内上髁或胫骨内髁的下缘处有压痛点;外侧副韧带损伤则股骨外上髁或腓骨头处有压痛;前、后交叉韧带损伤时,由于膝交叉韧带位于膝关节深部,损伤时常有一种撕裂疼痛感,关节内有积血,膝关节活动受限,晚期患者行走时膝关节松动,失去稳定。在对神经、血管状态检查之后,应通过应力试验判断关节的稳定性。在局部麻醉下强力使膝内收或外展,拍膝关节正位 X 线片,如侧副韧带完全断裂,则伤侧关节间隙增宽。MRI 检查可清晰显示出前、后交叉韧带的情况,还可发现意料不到的韧带结构损伤与隐藏的骨折线。关节镜检查对诊断交叉韧带损伤十分重要。

五、治疗

(一)内侧副韧带损伤的修复和重建

单纯膝关节内侧副韧带损伤断裂要直接修复韧带,若合并关节内损伤,应先探查修复关节内损伤情况,然后修复内侧副韧带。内侧副韧带股骨止点的修复:如为撕脱性断裂,可将断端上提缝合于残留端;如为带有骨块的撕脱性骨折,可用齿状垫片加螺钉固定骨块,如骨块较小无法固定,可用带线铆钉固定缝合;韧带体部的断裂可直接缝合,修复的方法是用多针间断缝合将韧带断端解剖对合,然后用褥式缝合。修复的目的是恢复胶原纤维正常的长度和张力,并防止在吻合口处产生应力。膝关节内侧副韧带胫骨止点附着在胫骨上段内侧面,此处骨质光滑而坚硬,常为止点撕脱而不带有骨块,需进行止点重建(将断端嵌埋于骨洞内再固定)或带线铆钉固定缝合。陈旧性内侧副韧带损伤的重建,可根据具体情况选择内侧副韧带股骨止点上移术、内侧副韧带紧缩术、半腱肌腱静力性重建或动力性加固等。术后可用可调性膝关节支具固定膝关节于屈曲 20°~30°位,3~4 周开始膝关节逐渐屈伸功能练习和负重训练,6 周屈膝角度>90°全负重,8 周屈膝角度>120°以上并逐渐至正常,使用保护性膝关节支具 3 个月,加强肌力训练,半年后可以恢复一般性运动。

(二)外侧副韧带损伤的修复和重建

单纯外侧副韧带断裂,如体部断裂可用丝线进行两端的"8"字缝合,并可从股二头肌腱末端前缘部切一长 6~8 cm 的腱条,于近端切断与之缝合。腓骨止点的撕脱性骨折可用克氏针钢丝张力带固定。股骨止点处断裂要采用骨钻孔法进行断端的原位修复来重建或带线铆钉固定缝合。

（三）前交叉韧带损伤的修复和重建

前交叉韧带分为前内、后外与中间束，前内束屈膝时紧张，后外束伸膝时紧张，中间束在膝关节屈伸运动中始终保持张力。其主要功能：屈膝时防止胫骨前移，伸膝时阻止膝关节过伸；同时控制膝关节旋转，在不同屈膝角度时控制膝关节内、外翻，伸膝时参与最后的锁扣运动，具有本体感受功能。目前，有关急性损伤的治疗，许多学者都积极主张对交叉韧带断裂进行早期甚至急诊修复或重建。早期手术的优点是损伤部位清楚，组织修复条件好，能够早期修复，并可处理合并损伤，使膝关节早期恢复稳定性，防止后遗病变发生。陈旧性损伤最佳治疗方案是手术重建前十字韧带，目前重建前十字韧带的手术方式包括单束重建、双束重建等，两种手术临床效果没有明显差异。重建前十字韧带可以选用的移植物材料包括自体材料，如腘绳肌腱、自体髌腱等，效果最佳，重建前十字韧带需要用到的固定材料包括界面螺钉等。以往修复与重建均为开放式手术，随着关节镜微创外科的发展，关节镜下重建技术已非常成熟，并广泛应用，传统的切开重建手术已基本被关节镜下重建手术所取代。

（四）后交叉韧带损伤的修复和重建

后交叉韧带分为前外与后内两束，前外束屈膝时紧张，后外束伸膝时紧张。其对膝关节稳定性具有重要作用，断裂将会导致后向不稳与旋转不稳，严重影响关节功能，尤其合并后外侧结构损伤时会出现严重后外侧不稳。单纯胫、股骨端撕脱断裂时应进行止点原位修复。通常胫骨端下止点处撕脱断裂较多，股骨端附着处撕脱断裂在临床上很少见。目前，胫、股骨端撕脱断裂的修复均可以在关节镜下很好完成。对于晚期损伤，膝关节反复疼痛、肿胀，有不稳感，后抽屉征Ⅲ级（后方松弛＞10 mm），一般考虑手术重建，目前国际上最标准的后交叉韧带重建首推骨-髌腱-骨移植重建。

第四章　手显微外科疾病

第一节　拇指与手指缺损再造

一、拇、手指缺损的分度与手术方案

(一)拇指缺损分度与手术方案

1. Ⅰ度缺损

Ⅰ度缺损于远侧指骨处缺损。这类缺损尚保留拇指功能长度,一般不需要做特殊处理。残端有瘢痕及局部触痛者,可做局部瘢痕切除推进皮瓣处理。考虑到患者的心理、美观、职业及社交需要,对拇指Ⅰ度缺损可分为1度和2度两种缺损。

(1)1度缺损:于末节指骨中段以远缺损,这类缺损拇指大部保留,部分患者留有指甲。丧失拇指功能的20%~30%,丧失手功能的10%。这类缺损应视患者代偿功能及要求而定。患者已基本适应工作生活的需要,则不必再造;部分患者为了满足外形和美观及心理要求,要求再造心切,可采用踇趾末节移植再造。

(2)2度缺损:于末节指骨基底处缺损,丧失拇指功能近40%,丧失手功能近20%。为了增进手与拇指功能,满足患者的心理与职业需要,可以采用吻合趾-指动、静脉重建血液循环的踇趾末节移植再造。

2. Ⅱ度缺损

Ⅱ度缺损于指间关节部位缺损。丧失拇指功能的50%,丧失手功能的20%。部分患者因缺损时间已久,已适应生活、学习及工作的需要,限于经济和其他因素,多无再造要求;但从拇指及手的功能丧失程度论,为了增进手与拇指功能,改善外形,拇指Ⅱ度缺损应再造。可以采用吻合趾-指动静脉重建血液循

环的踇趾末节或第2趾部分移植再造。

3.Ⅲ度缺损

Ⅲ度缺损于近节指骨缺损。由于近节指骨较长,不同部位的缺损对残存功能及再造需要也不同,拇指Ⅲ度缺损可分为1度及2度缺损。

(1)1度缺损:于近节指骨远端缺损。其缺损程度类似Ⅱ度,丧失拇指功能的近60%,丧失手功能的25%。1度缺损应予以再造,可选用吻合趾-指动静脉重建血液循环的第2趾移植再造拇指或踇趾甲皮瓣移植再造。

(2)2度缺损:于近节近1/3或基底部缺损。这类缺损已丧失拇指功能的60%~90%,丧失手功能30%~35%。2度缺损仍保留掌指关节,是选用第2趾或踇趾甲瓣移植再造的最佳适应证。

从大量再造术后随访证明:拇指Ⅲ度缺损选用第2趾移植再造术后功能优于踇趾甲瓣加植骨移植再造。因为选用第2趾移植再造,仍保留再造拇指指间关节的伸、屈功能,而踇趾甲瓣再造者保留掌指关节功能,缺乏指间关节功能。

4.Ⅳ度缺损

Ⅳ度缺损于掌指关节部位缺损。这类缺损已丧失拇指功能的100%,丧失手功能的40%,是再造的绝对适应证。该类缺损是选用带跖趾关节的第2趾移植再造的最佳适应证。患者伴有虎口挛缩或桡、掌侧皮肤缺损,可选用带舵样足背皮瓣及跖趾关节的第2趾移植再造。拇指Ⅳ度缺损大部分患者保留拇短展肌,再造时应予以修复。

5.Ⅴ度缺损

Ⅴ度缺损于第1掌骨部缺损,是拇指再造绝对适应证。因第1掌骨较长,根据拇指在第1掌骨缺损的不同部位,需采用不同的方法再造,故把拇指Ⅴ度缺损分为1、2、3度3种。

(1)1度缺损:于第1掌骨头部的缺损,这类缺损与Ⅳ度缺损相似,其再造方案与Ⅳ度缺损相同。

(2)2度缺损:于第1掌骨中段缺损,这类缺损残端又有两种情况。①外伤时行清创缝合保留了拇短展肌,选用带菱形足背皮瓣及跖趾关节的第2趾移植再造拇指,除修复拇长、短伸及拇长屈肌腱外,可将残存的拇短展肌做适当分离后,将腱性部分与移植足趾的桡侧骨间肌止点处缝合,以修复拇对掌功能;②在外伤行清创时把拇短展肌的大部或全部切除,除采用上述再造方法外,需同时行拇对掌功能重建,其动力肌以切取环指指浅屈肌为首选,若同时伴有其他手指残缺,也可选残指的指浅屈肌腱移位重建。

（3）3 度缺损：于第 1 掌骨基底部缺损。这类缺损拇短展肌在清创时已被清除，选用带菱形足背皮瓣及跖趾关节的第 2 趾移植再造拇指，并行对掌功能重建。

6.Ⅵ度缺损

Ⅵ度缺损于腕掌关节或腕骨部位缺损，是拇指再造绝对适应证。这类缺损的伤情大致同Ⅴ度缺损 3 度，再造方法也同Ⅴ度缺损 3 度，因第 1 腕掌关节或部分腕骨已缺损，再造时可将第 2 跖骨与大多角骨、舟状骨或第 2 掌骨做骨性对掌位固定。

（二）手指缺损分度与手术方案

一手有示、中、环、小 4 个手指，每个手指都有一定功能，缺一个手指就会造成手的不完整。不同社会阶层对手指不同程度的缺损，由于代偿功能不同，却有不同的要求。所以对手指缺损怎样选择再造比拇指缺损再造复杂得多。有学者通过大量手指缺损再造的经验，不仅提出了手指缺损的分度，而且也对手指不同程度的缺损，提出了再造方案。

1.Ⅰ度缺损

Ⅰ度缺损于末节部手指缺损。这类缺损基本保留该手指的功能长度，部分患者尚保留一段指甲，丧失该指功能的 20%～30%，单一示、中指Ⅰ度缺损仅丧失该手功能的 5%～6%，若示、中指或示、中、环指同时Ⅰ度缺损也仅丧失该手功能的 10%～12%，由于基本保留手指功能长度，失能不多，可不予再造。

2.Ⅱ度缺损

Ⅱ度缺损于远侧指间关节部缺损，将丧失该指功能的 45%，单一示、中指Ⅱ度缺损，仅丧失该手功能的 9%，若示、中指或示、中、环指同时Ⅱ度缺损也仅丧失该手功能的 23%，基本保留手指功能长度且失能不多，可不予再造。如果单一示、中、环指Ⅱ度缺损并有残端痛，影响外形并有心理障碍要求再造者，可选用第 2、第 3 或第 4 趾移植采用吻合趾-指动静脉重建血液循环再造。

3.Ⅲ～Ⅳ度缺损

Ⅲ～Ⅳ度缺损于手指中节至或近侧指间关节部缺损。若单一示、中、环指Ⅲ～Ⅳ度缺损将丧失该指功能 60%～80%，丧失该手功能 8%～16%。单指缺损者，尤其是中指或环指单指缺损，或中、环指同时缺损，明显影响该手外形及功能，凡要求再造者，可选用第 2 趾移植采用吻合趾-指动静脉重建血液循环再造；若造成示、中、环、小四指同时缺损，由于 4 个手指断面比较整齐，虽丧失功能可高达 48%，只要患者能不断地使用伤手并已代偿适应，不宜施行再造，否则再造其中一指或两指必将造成人为畸形,故以不再造为上策。若示、中、环三指Ⅲ～Ⅳ度缺损而小指外形正常,要求再造者可选用第2趾移植再造中、环指,不宜再造示、中指,否则将人为造成环指缺空畸形。

4.Ⅴ度缺损

Ⅴ度缺损于手指近节缺损,将丧失每一指功能的90％左右;单一示、中指Ⅴ度缺损将丧失该手功能18％左右;示、中指同时缺损,将丧失该手功能的36％;若造成示、中、环3指同时缺损,将丧失该手功能的45％左右,示、中、环、小4指同时缺损,将丧失该手功能54％左右。单一示指Ⅴ度缺损,由于中、环、小3指长度及功能正常,原则上不必再造,凡有强烈要求者,可选第2趾移植长趾再造;造成中、环指单一Ⅴ度缺损,为改善外形增进功能,第2趾较长者可选第2趾移植长趾再造;若第2趾较短者,可选用第2趾节段桥接移植再造;若造成示、中指同时Ⅴ度缺损,由于环、小指属正常,可不予以再造;若造成中、环指同时Ⅴ度缺损,为改善外形,增进功能,凡第2趾较长者可选第2趾移植再造;若第2趾较短者可切除其中一指,另一指选用双第2趾节段桥接移植再造;若造成示中指或环指、小指Ⅴ度缺损,不宜再造;若示、中、环3指有指蹼同时Ⅴ度缺损且小指完好,要求再造者可选用双第2趾移植再造环指或中、环指,示指不宜再造;若同时造成示、中、环、小指Ⅴ度缺损,则以再造示、中指或中、环指为原则,不宜再造更多的手指;若示、中、环、小指4指Ⅴ度缺损且无指蹼,可选对侧第2、3趾一并移植再造示指、中指或中指、环指。

5.Ⅵ～Ⅶ度缺损

Ⅵ～Ⅶ度缺损于手指掌指关节及掌骨段缺损。单一示、中指Ⅵ度缺损将丧失该手功能的20％;示中指同时Ⅵ度缺损,将丧失该手功能40％;若示、中、环指同时Ⅵ度缺损,将丧失该手功能50％;示、中、环、小4指同时Ⅵ度缺损,将丧失该手功能60％。单一示指Ⅵ度缺损,不宜再造;单一中、环指Ⅵ度缺损,为改善外形可将该残指的掌骨切除2/3,相邻指靠拢修整指蹼即可;若示、中指或环、小指同时Ⅵ度缺损,环、小或示、中指属正常长度且功能正常者,可不予以再造;若示、中、环3指同时Ⅵ度缺损小指正常,可于第4掌骨头下截骨,把小指整体移位于第4掌骨,选带跖趾关节的第2趾移植再造中指;若示、中、环、小指同时Ⅵ度缺损,则以选带跖趾关节的双第2趾移植再造示、中指或中、环指。

二、足趾移植拇手指再造适应证与手术设计原则

拇指的功能占全手功能的39％～40％,造成拇指不同程度的缺损,将丧失不同程度的拇指及手功能;同样示、中、环、小指占全手功能的 $58\%\sim60\%$,造成各指及全部手指不同程度的缺损将丧失不同程度的手指及手的功能。上述拇、手指不同程度的缺损除影响患者功能外,还造成外形的缺陷及心理障碍。随着人们生活水平的提高及对手外形与功能的追求,对拇、手指不同程度的缺损要求再造的心理是可以理解的。

(一)适应证

(1)拇指Ⅰ2度以上缺损。

(2)拇、示、中、环、小五指全部缺失,其残端无功能长度。

(3)示、中、环、小指近节中段以远全部缺损,或其他残指尚有长度而不能与拇指对捏者。

(4)示、中、环指近节中段以远缺损,小指虽完好而无代偿功能,不能与拇指对捏者。

(5)残存于手掌部无功能的单指或无对掌功能的两指。

(6)符合以上的先天性拇、手指缺如。

(7)因职业、美观及交际需要,对 1～2 个手指部分缺损要求再造者。

拇、手指再造除以上适应证外,患者必须有再造的要求,年龄为 3～50 岁,全身情况良好,无器质性疾病,心、肝、肾功能正常,血糖水平正常,第 2 趾或𧿹趾外形正常,足背无外伤、手术及感染史,无冻疮,足背静脉未做过反复多次穿刺输液,足部无脚癣或甲癣,均具有再造条件。

外伤性拇、手指离断丧失再植条件或因拇、手指坏死而形成不同程度缺损,局部无明显感染,凡要求再造者经严格清创及扩创,也可急诊或亚急诊选用足趾组织移植拇、手指再造。

(二)禁忌证

(1)局部有明显感染者。

(2)全身性疾病不能耐受手术者。

(3)有活动性足癣及甲癣者。

(4)手指及足趾有烫伤及冻伤者。

(5)单一小指缺损不宜选足趾移植再造。

需要注意的是患者无再造要求,不宜动员劝其施行再造。凡要求再造者术前均应签署有关文件。

(三)手术设计原则

根据拇指及手指不同缺损程度,手及手指皮肤条件,结合足趾长度及外形,精心设计再造方案,以再造外形美观、功能满意的拇、手指,从而达到再造目的。为此应遵循以下手术设计原则。

(1)拇指Ⅰ～Ⅲ1度缺损要求再造者宜选用踇趾末节及第2趾移植采用吻合趾-指动静脉重建血液循环的方法再造。若拇指残端较粗大,选用踇趾末节移植;若拇指残端较细,选用第2趾移植再造。凡选用踇趾末节移植再造者应注意保留有血供及感觉的踇趾胫侧舌状皮瓣,修小踇趾末节膨大的骨脊,使末节趾骨修小,行骨内固定或关节融合,使胫侧皮肤切口缝合后大小接近正常拇指;凡选用第2趾移植再造者,应保留远侧趾间关节功能并修复拇、长伸屈指肌腱。

(2)拇指Ⅲ2度缺损且保留掌指关节者,可选第2趾移植或同侧踇趾甲皮瓣加植骨移植再造。凡选第2趾移植再造应修复拇长伸、屈肌腱。

(3)拇指Ⅳ～Ⅴ1度缺损,宜选带跖趾关节的对侧第2趾移植再造,第2趾过长者应缩短第1掌骨。伴有虎口皮肤瘢痕挛缩及桡背侧皮肤部分缺损者,可选用带舵样足背皮瓣及跖趾关节的第2趾移植再造,并修复拇短展肌,以恢复对掌功能。

(4)拇指Ⅴ2～Ⅴ3度缺损,选用对侧带菱形足背皮瓣及跖趾关节的第2趾移植再造并重建虎口,凡保留拇短展肌者应予以修复拇对掌功能,若拇短展肌已切除,再造的同时应重建拇对掌功能,其动力肌应视具体伤情而定。

(5)拇指Ⅵ度缺损,再造设计原则同Ⅴ2～Ⅴ3度缺损,第2跖骨与大多角骨或舟状骨处骨性对掌位固定。大多角骨或舟状骨者缺损者,可将第2跖骨固定在第2掌骨上,使再造拇指处骨性对掌位。

(6)第1掌骨紧贴第2掌骨及第1掌骨桡背侧为贴骨瘢痕所造成拇指及虎口皮肤缺损者,可根据拇指缺损程度选用对侧带舵样足背皮瓣及跖趾关节的第2趾移植再造拇指,同时切取以腓动脉终末降支为蒂的足外侧皮瓣移植重建虎口,采用血管并联缝合重建血液循环,完成再造与修复。

(7)再造拇指的长度应与正常拇指相等或略短,以不超过示指近节中段为限,再造拇指应置旋前对掌位。

(8)再造拇指宜选同侧踇趾、踇甲瓣移植,拇指Ⅳ度以上缺损宜选对侧带不同形式足背皮瓣及跖趾关节的第2趾,拇指Ⅲ度缺损,可选同侧或对侧第2趾移植。再造手指选取同侧或对侧第2～4趾。

(9)手指Ⅳ度以内缺损,可根据手指及足趾外形及长短,以切取相应的第2、第3趾或第4趾移植,采用缝合趾-指动静脉的方式重建血液循环。

(10)第2～5指Ⅴ度缺损,有指蹼者,以切取足第2趾移植再造示、中指或中、环指;无指蹼者,以切取对侧带趾蹼的第2、3趾一并移植再造示、中指或中、环指。

(11)第2～5趾Ⅵ～Ⅶ度缺损,根据皮肤条件切取第2趾带跖趾关节移植再造示、中指或中指、环指并重建蚓状肌功能。

(12)对中指或环指近节中段缺损,为改善外形,第2趾较长者可选用带烧瓶样足背皮瓣的第2趾长趾移植再造;第2趾较短者,可选用双第2趾节段桥接移植再造。对中、环指同时近节中段缺损,第2趾较长者可选用带烧瓶样足背皮瓣的双第2趾长趾移植再造;第2趾较短者,可切除第4掌指关节及环指,小指于掌骨头下截骨,移至第4掌骨,选用第2趾节段桥接移植再造中指。

(13)对第1～5指全手指缺损,根据拇、手指不同缺损程度按上述足趾移植拇、手指再造手术设计原则切取移植,再造指数以少而精为原则,不求多而全。

(14)凡残端仅有一个无功能的手指,可根据患者要求结合上述设计原则,选用相应足趾移植进行调整再造,以重建对捏功能为原则,充分发挥残存指功能。

(15)造成掌背侧皮肤严重缺损除选用带不同形式足背皮瓣的第2趾或𧿹甲瓣移植外,也可选用皮肤较薄的游离皮瓣移植采用血管串联或并联缝合重建血液循环,完成再造与修复。

(16)跖-掌骨及趾-指骨以采用不贯穿关节的内固定方法为原则,利于术中肌腱张力的调节及术后功能练习。

(17)受区要选择Ⅳ级以上的动力肌来修复伸、屈指肌及对掌或蚓状肌功能重建。

(18)切取的血管、神经及肌腱以宁长勿短为原则,避免游离移植。

(19)血管蒂通过的地方应有良好的皮肤覆盖,避免在瘢痕区及骨干部通过。

(20)供足切取足趾后以不影响供足功能、不破坏足的3点负重为原则,凡切取带足背皮瓣者,应注意足背供区的创面覆盖。

要求手术者按上述手术设计原则做周密设计,当手术中遇到血管解剖变异及术中发生各种异常变化时要稳重采取应变措施进行处理以顺利完成拇、手指再造与修复。术者不仅要遵循前人的手术方法与经验,同时还要善于创新和改进,才能顺利圆满地完成每一例手术,使拇、手指再造获得新的提高。

三、传统拇指再造

应用显微外科技术为拇手指再造开拓了新的途径,使再造的拇指或手指不仅外形美观而且功能被保留下来。然而我们也不能忽视传统的拇指再造技术，也正因为有了传统的拇指再造技术为基础，才使拇、手指再造发展到如今水平。在大量临床病例中，经济不允许，技术设备条件不成熟，或患者及家属不同意等，采用传统的方法施行再造也可获得一定外形及功能的手指。

（一）拇指残端提升术

拇指残端提升加长后，仍保留指端的正常感觉，拇指外形较好。但是拇指加长的程度有一定限制为其缺点。

1.适应证

拇指Ⅲ度缺损，残端软组织较松软者。

2.手术方法

（1）相当于在掌指关节稍近侧做一环形切口，切开皮肤、皮下及浅筋膜。

（2）保留指背浅静脉并游离到腕背部。找到拇指两侧血管神经束及背侧桡神经皮支并小心分离，在深筋膜下做潜性分离，使拇指残端皮肤呈帽状提升，放松止血带观察帽状皮瓣血液循环情况。

（3）切除拇指残端硬化骨显露髓腔，取一3～4 cm自体髂骨，直径约8 mm。将远端修成圆面套入拇指残端帽状皮瓣内并向远端顶起皮瓣，观察提升长度及皮瓣血液循环情况，当提升延长到一定长度后以不影响皮瓣血液循环为限，截除多余髂骨，用克氏针将髂骨固定近节指骨上。

（4）用帽状皮瓣及邻近软组织覆盖髂骨及指骨，取中厚皮片移植覆盖所有创面，加压包扎石膏托制动，待植骨愈合拔除克氏针行功能练习。

3.术中注意事项

（1）植入髂骨条的长度以套入帽状皮瓣经提升到最大限度又不影响皮瓣的血液循环为原则。

（2）应用帽状皮瓣，近端筋膜脂肪组织转移覆盖植入骨条方可进行皮片移植，加压包扎的力量以不影响远端血液循环为原则。

（二）示指转位拇化术

示指转位拇化术有两种，一是利用正常的示指转位再造拇指，二是利用残存示指转位再造拇指。由于转位的示指有关节、肌腱、血管、神经等组织，使再造后拇指的功能、感觉及外形比较理想。但转位后却减少了手指的数目，尤其采用正常示指转位，又必须切除一部分示指的掌骨或指骨以获得较好的拇指长度，为了再造拇指而丧失该手20％的功能为其不足。因此，选用正常示指转位再造拇指应慎重施行,选用残存示指转位较为适宜。

1.适应证

拇指Ⅲ3度至Ⅴ1度缺损,示指于近侧指间关节以远缺损而指根部皮肤软组织正常者方可施行。如果指根部皮肤及软组织有明显瘢痕,不宜施行本手术。

2.手术方法

以正常示指转位再造为例。

(1)先在示指及拇指指根部背侧设计一个不规则的"Y"形切口,使示指背侧"V"形的尖与拇指背侧画呈弧形并把虎口包括在内,示指掌侧做环形切口。

(2)沿切口线切开皮肤,保留示指背侧"V"形皮瓣的指背静脉网并做分离,保留示指桡侧血管神经束及尺侧指固有动脉及神经并予以分离,切断结扎第一指总动脉至中指桡侧的指固有动脉,小心钝性劈开示指尺侧与中指桡侧的指总神经达第2掌骨中段。

(3)切断示、中指的蹼韧带和第2、3掌骨头横韧带,靠近端切断示指伸肌肌腱,在示指根部的桡侧切断第1背侧骨间肌及掌侧骨间肌在示指近端指骨上的附丽部,同时切断与转位无关的掌侧骨间肌及其他软组织,在适当部位截断近节指骨,并在第2掌骨的近端截取长约1.5 cm的一段掌骨以用作髓腔内固定的骨栓。

(4)掀起拇指背侧皮瓣,显露第1掌骨,并咬除掌骨残端硬化骨而形成新鲜创面,然后将截断的示指转位到拇指位,根据再造长度需要做必要的骨缩短,待移位示指与再造拇指长度一致后,用截下的第2掌骨修剪成一骨栓,插入两骨断端髓腔内固定,将再造拇指调整于对掌位,缝合骨膜。将第一背侧骨间肌缝合在示指尺侧原第1掌侧骨间肌止点处,用以恢复拇指伸及拇指内收功能。把拇短展肌残端与移位示指第1背侧骨间肌止点处缝合,用以恢复拇外展功能。最后把拇长伸肌腱与示指伸肌腱缝合,把两块皮瓣互换位置而形成新的"虎口"。术后石膏托制动6周行并功能练习。

3.手术注意事项

(1)术中分离时,避免损伤示指两侧血管神经束及尺侧指神经,游离的长度以能适应转位为限。示指转位后血管神经束仍有张力时,以缩短指骨为宜。

(2)移位指体不宜过长。除采用骨栓作内固定外,也可用其他材料与方法固定再造指应处对掌位。

(3)示指移位后要认真处理内在肌的修复,使示指拇化后形成良好的外形与功能。

（4）为了使移位示指恢复原拇指的感觉，可切断示指两侧指神经，移位后与相应的拇指残端两指神经做缝合。

（5）利用残存示指转位拇化术，手术操作步骤与方法同正常示指转位拇化术，其截骨平面在第 2 掌骨远 1/3 处，以保留完整的第 2 掌指关节以代再造拇指之掌指关节。

（三）环指残指转位拇化术

除正常或残存示指转位再造拇指外，临床上也可利用残存中指、环指或小指进行转位再造拇指。为此，应视不同伤情与条件灵活掌握，尤其当示、中指完好时，可将残存的环指或小指转位再造拇指可获得较好的功能。

1.适应证

拇指Ⅳ度缺损伴环指于近侧指间关节以远缺损，皮肤无明显瘢痕者。

2.手术方法

（1）切口设计：于气囊止血带下经背侧做切口，分离环指残端的两条掌背静脉，切断并结扎分向中、小指侧分支，使静脉周围多保留一些筋膜组织。分离指总伸肌腱，切断第二掌侧骨间肌肌腱及第四背侧骨间肌肌腱。

（2）经掌侧切口，分离第 2、3 指总动脉和神经，切断结扎分向中指尺侧和小指桡侧指动脉，纵行劈开中指与环指及环指与小指的指总神经，直至掌浅弓水平。切断第 3 蚓状肌起自环指指深屈肌腱的部分。

（3）根据拇指缺损程度和再造拇指长度的需要，确定第四掌骨截骨平面并凿断掌骨，切断第 3、5 掌骨头横韧带，于腕背部切断背侧两条静脉，近端结扎，远端用血管夹阻断，于腕部水平切断环指指伸肌腱。此时环指除掌侧两条动脉、神经及指深屈肌腱相连外，其余组织均已离断。

（4）凿除第 1 掌骨头残端硬化骨质并扩大髓腔，根据再造拇指的长度需要做两端骨修整后，把环指移植于第 1 掌骨并予以固定，使该指处于外展对掌位，调整张力后，近端拇长伸肌腱与环指指伸肌腱做缝合，于手术显微镜下环指两条静脉与腕背头静脉或其他静脉吻合，重建环指静脉回流，缝合所有创面皮肤，若虎口处有少许皮肤缺损，取中厚皮片移植。术后用石膏托制动并行功能练习。

（5）为使移位的环指恢复拇指感觉，可将环指两侧指神经切断，移位后与拇指残端指神经缝合。

（四）皮管植骨拇指再造术

皮管植骨拇指再造术目前在临床上已很少应用，然而这一手术具有操作简单,手术成功率高,能恢复拇指一定功能等优点。但再造后的拇指外形较臃肿,拇指循环及感觉功能较差,再造的拇指形似棍棒,故功能也较差。

1.适应证

拇指Ⅲ度及Ⅳ度缺损,不愿选用足趾移植及其他方法再造者。

2.手术方法

(1)皮管形成:可于上腹部、锁骨下或上臂内侧形成皮管。以健侧拇指周径为皮瓣的蒂宽,以健侧拇指端到掌指关节距离为皮瓣长度,在锁骨下或上臂内侧设计皮瓣,沿设计切口切开皮肤达深筋膜浅层掀起皮瓣,并把皮瓣修薄,彻底止血后缝成皮管,缝合供区创面。

(2)切取一长6~8 cm,直径为8 mm的髂骨条,将一端修成楔状插入拇指残端骨髓腔中,使髂骨长度与健侧拇指等长,用克氏针固定,拇指残端四周皮缘做适当游离,将皮管套入植骨条,皮管皮缘与拇指残端皮缘做间断外翻缝合。将肢体与躯体用宽胶布固定。

(3)术后2周拆线,第3周于皮管根部用橡皮筋做断蒂训练,待橡皮筋阻断皮管根部血供超过1小时,皮管血液循环正常后可以断蒂,切除指端多余皮肤做修整后缝合。

皮管植骨再造拇指的缺点是指端感觉差,缺少实体感,血液循环也比正常手指差。为了进一步改善指端感觉和增进血供,可采用环指或中指尺侧血管神经束岛状皮瓣转移来弥补。

3.手术注意事项

(1)皮管形成术中,皮瓣经修薄后要仔细彻底止血,以防术后皮管内出血,导致手术失败。

(2)皮管蒂部创面折合处要正确闭合,以防血肿形成或皮肤撕裂溃破而影响皮管形成。

(3)皮管断蒂训练要循序渐进,橡皮筋阻断时间由短慢慢延长,直至能阻断1小时后皮管血液循环不受影响方可断蒂。

(4)血管神经束岛状皮瓣一般以再造拇指皮管断蒂后3个月施行为宜。

(五)虎口加深术

拇指因Ⅱ度缺损伴虎口轻度狭窄者,不愿做足趾移植及其他方法再造拇指者,可采用虎口加深相对延长拇指的长度。本手术创伤小,仅需将虎口皮肤做"Z"字改形术来加深虎口,手术较简便易行。手术方法如下。

(1)于虎口处做"Z"字改形或五瓣改形切口,切开皮肤及皮下组织,皮瓣下做适当游离使皮瓣换位并达到加深虎口的目的,然后皮瓣互换缝合皮肤。

(2)凡虎口有明显狭窄,切开扩大虎口后,可采用示指背侧皮瓣转移,覆盖创面加深虎口,供区创面用中厚皮片移植。

(六)掌骨拇化术

这是另一种重建拇指功能的方法。手术的要点在于加深第1、2掌骨间的间隙,通过鱼际肌及拇收肌使第1掌骨与其他手指或第2掌骨产生一些夹捏作用,以恢复部分手功能,是一种简单有实用意义的手术。手部严重灼伤或外伤致手指大部或全部缺失,只残存掌骨及少许近节指骨,不宜选用吻合血管的足趾移植者,可考虑采用掌骨拇化术。

(七)拇指植骨前臂交臂皮瓣再造术

拇指残端皮肤正常的Ⅲ度缺损,掌指关节功能完好,可施行本术。若拇指残端为贴骨瘢痕,不宜选用本手术。

(八)拇指植骨示指背侧皮瓣再造术

本法适用于保留掌指关节的拇指Ⅲ度缺损,且指端皮肤基本正常者。

手术注意事项:①皮瓣掀起时,在指伸肌腱及其扩张部上应保留腱周组织,以利移植皮片成活。②拇指残端有瘢痕时不宜用此法。③凡内固定不牢靠时应用石膏托外制动,待骨愈合后行功能练习。④通过皮下隧道有困难时,可切开皮肤并做皮下游离,使血管筋膜蒂置于皮下。

(九)示指背侧皮瓣与虎口皮瓣联合再造拇指

本法适应于拇指Ⅲ~Ⅳ度缺损,也适应于无再植条件的新鲜拇指离断者。

手术注意事项:①当形成的皮瓣转向掌侧时会出现虎口部皮肤非生理线,为此应把创缘修成锯齿状,以免术后发生瘢痕挛缩。术后用石膏托制动。②皮瓣不宜设计过长,否则易导致皮瓣远端血运障碍。

(十)第1掌骨背侧皮瓣与示指近节背侧皮瓣联合再造拇指

此法是用患手背侧两块带血管蒂皮瓣瓦合而成,不影响手指外形及功能。然而会遗留手背两块植皮区而妨碍外观。

1.适应证

本法适应于拇指Ⅲ~Ⅳ度缺损或丧失再植条件的新鲜拇指离断而手背皮肤正常者。

2.手术注意事项

(1)为了使再造拇指有良好感觉,可将转位的示指背侧岛状皮瓣内的皮支近端与拇指尺侧指固有神经缝合,以重建再造拇指感觉功能。

(2)掀起两个皮瓣时要注意保留两处指伸肌腱的腱周组织,以利伸指功能恢复及皮片成活。

四、复合组织移植拇手指再造与修复

复合组织移植拇、手指再造,除了切取第 2 趾或𧿹趾甲皮瓣外,同时需切取远隔组织瓣移植一期完成再造与修复。尤其遇拇指Ⅳ~Ⅵ度缺损者,当时急症处理为了覆盖创面,把造成皮肤缺损的虎口直接缝合而把第 1 掌骨纳入创面,第 1、2 掌骨紧贴在一起或造成掌背侧均为挛缩瘢痕。遇这类再造病例,当术中将第 1、2 掌骨分离后造成大面积虎口区皮肤缺损,难以采用带足背皮瓣的第 2 趾或𧿹趾甲瓣移植一期完成再造与虎口重建,而需要切取游离皮瓣,一期完成拇指再造与虎口修复。

(一)适应证

拇指Ⅳ~Ⅵ度缺损伴虎口部皮肤严重瘢痕挛缩或掌指侧大面积皮肤瘢痕挛缩,即使采用带足背皮瓣的足趾移植时也不能一期修复创面,需切取一块皮瓣移植完成再造与修复者。

(二)手术设计

1.切取足趾的选择

一般选用第 2 趾移植再造拇指或第 2、3 趾移植再造手指。根据再造和修复的需要,在切取足趾的同时也可携带不同形式的足背皮瓣一并移植,但由于皮肤缺损面积较大,重要部位不宜采用皮片移植覆盖,仍需切取游离皮瓣移植重建虎口或覆盖手部深部组织外露创面。

2.游离皮瓣的选择

应根据再造与修复的需要,决定是否切取带足背皮瓣的足趾组织而进行设计,并根据受区皮肤缺损面积采用何种血液循环重建方式而选择不同皮瓣。采用血管串联吻合重建血液循环者常选对侧前臂桡动脉或尺动脉皮瓣及小腿内侧皮瓣;采用血管并联吻合重建血液循环者常选足外侧皮瓣,对侧第一趾蹼皮瓣及足底内侧皮瓣等。

3.手术注意事项

(1)第 1 及第 2 掌骨分离时,尽量不损伤拇内收肌斜头,松解第 1 掌腕关节并使第 1 掌骨充分伸展,必要时在第 1、2 掌骨间用克氏针制动以形成足够宽度的虎口,术后 3 周拔除克氏针。

（2）重建虎口的皮瓣一般设计成正方形或菱形,皮瓣移植后在虎口处以对角线放置较为合理,以达到充分利用皮瓣有效面积的目的。

（3）第2趾及游离皮瓣移植后,仍不能修复虎口及覆盖其他创面时,也可设计携带第1趾蹼及不同形式足背皮瓣的第2趾移植行再造与修复,以期达到一期再造与修复的目的。

（4）造成手掌部皮肤瘢痕挛缩一期施行拇、手指再造时,也可切取足底内侧皮瓣等移植,采用血管并联吻合法重建复合组织血液循环,以达一期完成再造与修复。

第二节　断　指　再　植

一、概述

手指离断不仅影响手的功能,而且由于手部完整性的破坏,还对人的心理造成严重伤害。因此,多少代医师进行了不懈的努力,试图将离断的手指接活使其恢复原状。20世纪初,随着血管外科的发展,一些学者开始进行了小血管吻合技术的研究。1902年,Carrel进行了小血管吻合后通畅率评价的研究。1903年,Hopfner对完全离断的犬腿进行再植,但仅成活了1～9天。1960年,Jacobson与Suarez在手术显微镜下,缝合直径1.6～3.2 mm的小血管获得了较高的通畅率,由于细小口径的血管能够接通,显微外科的发展有了较重要的突破。20世纪60年代,再植外科的基础理论研究及临床实践在国际、国内蓬勃开展。Lapchimki和王志先先后有再植动物实验成功的报道。1963年末,北京积水潭医院开始进行兔耳再植的研究,在家兔断耳再植成功的基础上,王澍寰、卢家泽等在临床上先后吻合7条指动脉,6条成功、1条失败,为国际上最早报告指动脉吻合成功者。1964年7月,王澍寰教授等为一示指完全性离断的6岁患儿施行再植手术,再植指2/3成活,这是国内外首例取得断指再植大部分成活的病例。1965年7月,日本的Komatsu及Tamai进行了1例拇指完全离断的再植手术,获得了成功,但3年后才作报道。

20世纪70年代初,断指再植手术多在肉眼下进行,成功率仅为50%左右。此后,随着显微外科技术及器械设备的发展,断指再植的成功率不断提高,目前,我国断指再植的成活率,总体已达 90% 左右,个别单位报道在 95% 以上。断指再植的冷缺血时限最高已达 96 小时,再植成功病例的年龄最小为 5 个月,最大达 74 岁,双手十指完全性离断十指再植全部成活已有多例报告,手指末节指尖离断、旋转撕脱性断指、多指多段离断等病例均有再植成功的报道。

断指再植手术是一项比较细致和高难度的工作,虽然我国目前断指再植的类型、数量及成活率等方面均处于国际领先水平,但在中国 10% 的失败率也是一组巨大的病例群。因此,临床医师应学习断指再植的基本知识,并能熟练掌握创伤和血管外科的基本技术,使断指再植手术成为比较普及的技术,使手指离断的患者都能获得满意的疗效。

二、手指血管的应用解剖

断指再植能够成活的关键是血管修复的数量和质量,而掌握血管的缝合技术,就应熟悉和了解手指血管的解剖知识,对此,国内外许多学者作了有关手指血管应用解剖的研究。

(一)手指动脉

每个手指均有掌侧和背侧对称分布的 4 条动脉,即 2 条指掌侧固有动脉和 2 条指背动脉。分别与同名神经伴行,形成指掌侧和背侧血管神经束。实际上,具有临床意义的是 2 条指掌侧固有动脉,指背动脉除拇指外一般均很细小(图 4-1)。

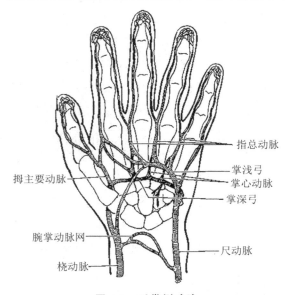

图 4-1 手掌侧动脉

1.拇指动脉

拇指的动脉供应为多源性,以拇主要动脉为主。桡动脉由手背进入手掌时,在穿经第1背侧骨间肌两个头与拇收肌之间处发出拇主要动脉。拇主要动脉沿第1掌骨的尺侧远行至掌指关节处,在拇长屈肌腱下分为2个终支,其中40％形成拇指尺、桡掌侧指动脉,15％形成拇指尺掌侧指动脉和示指桡侧指动脉,拇主要动脉缺如率为24％。

拇指尺掌侧指动脉起始处直径约为1.5 mm,经拇长屈肌腱尺侧,跨过拇收肌的止点及尺侧籽骨向拇指远端分布。拇指尺掌侧指动脉亦可来源于桡动脉掌浅支、尺动脉终支或第1掌背动脉分支。

拇指桡侧指固有动脉,多由拇主要动脉发出,约占85％,少数由桡动脉掌浅支发出,起始处直径约为1.2 mm,经拇长屈肌腱深层行至拇指桡侧,经桡侧籽骨与拇长屈肌腱之间走向拇指远端。因拇指尺、桡掌侧动脉在近节指骨段与拇长屈肌腱及籽骨关系密切,依此可作为寻找动脉的标志。

拇指尺、桡侧固有动脉在手指段走行中,有2条较恒定的交通支连通两条指固有动脉,形成2个动脉弓,即位于近节指骨髁的指掌弓和位于远节指骨中段水平的指腹弓。

拇指尺侧固有动脉是拇指掌侧两支动脉中的优势动脉,在拇指离断再植时应首先考虑吻合。拇指两条指固有动脉之间存在恒定的动脉弓,一般不必要同时吻合2条指固有动脉。

拇指指背动脉有2条,由桡动脉或第1掌背动脉发出。约有30％的人此动脉细小甚至缺如。拇指指背动脉主要供应拇指背侧近段组织。

2.示、中、环、小指动脉

(1)指固有动脉:示指桡侧指固有动脉多数从掌深弓发出或由掌深、浅弓汇合而成。从掌深弓发出的示指桡侧指固有动脉中,少部分与拇主要动脉共干(即第1掌心动脉)。

示指尺侧,中、环指的桡、尺侧和小指桡侧的指固有动脉,常由指掌侧总动脉发出。小指尺侧固有动脉由掌浅弓直接发出。

在掌指关节水平远端,各指的指掌侧固有动脉与同名神经伴行,沿手指两侧远行。在近节和中节手指,指固有动脉位于指固有神经的背外侧。在手指远节,指固有动脉在指固有神经的深面,渐转向内侧。

示指和中指的尺侧指固有动脉,环、小指桡侧指固有动脉为各指的优势动脉。动脉外径较同指对侧者约粗0.2 mm,在断指再植时,如有条件,应优先考虑吻合这一优势动脉(表 4-1)。

表 4-1　指掌侧固有动脉外径(mm)

	拇指		示指		中指		环指		小指	
	桡	尺	桡	尺	桡	尺	桡	尺	桡	尺
掌指关节	1.2	1.5	1.4	1.6	1.5	1.7	1.6	1.4	1.6	1.1
近指间关节	1.0	1.3	1.2	1.5	1.2	1.4	1.1	1.1	1.3	0.8
甲根部	0.8	1.0	0.9	1.1	0.8	1.0	0.8	0.8	0.8	0.5

指固有动脉在手指每节向掌、背侧发出较多的分支,以供应相应区段内的组织,其中较有规律和较恒定的分支有 4 条,即髁支、干骺支、背侧皮支和掌横弓。

在近节手指,髁支作为一个返支从指总动脉发出,直径在 0.1～0.5 mm,供应掌骨头。干骺支直径为 0.1～0.2 mm,供应近节指骨的干骺端。背侧皮支位于近节指骨中段,直径为 0.4～0.5 mm,供应近节指的背侧皮肤。掌横弓呈尖顶状弓形,在近侧指间关节近侧水平连于桡、尺侧固有动脉之间,直径为 0.3～0.6 mm,分布于屈指肌腱的长短腱纽、近侧指间关节、近节指骨远侧及中节指骨近侧的干骺端。

在中节手指,髁支直径为 0.2 mm,分布供应近节指骨、髁部及近侧指间关节背侧的皮肤。干髁支恒定地存在,直径为 0.25 mm,供应中节指骨近侧的干骺端。背侧皮支直径为 0.45 mm,供应手指中节背面的皮肤。掌横弓(中间掌横弓)亦呈尖顶状弓形,在远侧指间关节水平连于两侧指固有动脉之间,直径为 0.85 mm,该弓发出指深屈肌腱远侧腱纽支、中节指骨远端干骺端支及远侧指间关节背侧皮支。另外,还发出小分支在指甲生长板的近侧与背侧甲弓相连。

在远节手指,髁支供应中节指骨远端髁部,干骺支分支至远节指骨的近侧干骺端。背侧皮支直径为 0.3 mm,向背侧走行,与同指对侧同名血管在指甲生长板的近侧吻合,形成近侧甲床弓。掌横弓(远侧掌横弓)呈圆拱状弓形,位于指深层肌腱止点的远端,由两条指固有动脉的终支相吻合而成,直径为 0.85 mm,弓上发出 3 条以上的纵向延伸的分支分布于指腹。远节手指段指固有动脉的 4 条主要分支,均程度不同地参与了指端和甲下血管网的构成。

了解手指固有动脉结构及其分支走行位置的意义:①可利用指固有动脉3 个掌侧横弓与近、远侧指间关节和指深屈肌腱止点的位置关系,作为手术时寻找指固有动脉及其掌侧横弓的标志。②可根据指固有动脉缺损的长度和方位,利用附近较粗大的血管分支来修复,如用中间和远端掌侧横弓修复缺损的指固有动脉。了解指固有动脉的这些规律性的分支及走行,还有助于设计指固有动脉皮瓣,手外科手术时还可以选择适宜的手指切口,尽量避免损伤指固有动脉及其分支,以保护手指的血液供应。

(2)指背动脉:掌背动脉在指蹼处分成 2 条细小的指背动脉,其间有交通支相互吻合,是手指血液供应的辅助性血管。由于指背动脉与指固有动脉间有较多交通支,临床上即使双侧指固有动脉都断裂,只要指背侧皮肤完好,仍可维持手指存活。由于指背动脉纤细,断指再植手术时的临床应用价值不大(图 4-2)。

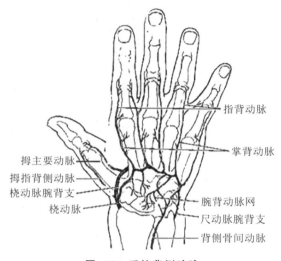

图 4-2　手的背侧动脉

手指动脉的形态有明显的年龄差异。儿童期指固有动脉一般较直,吻合支少而小,而成年人特别是老年人的指固有动脉较粗大,呈弓状或弯曲状走行,分支较多,而且恒定性的分支亦增粗。

(二)手指静脉

手指的静脉分为浅静脉和深静脉,浅静脉是主要的回流静脉。

手指的背侧和掌侧分别具有较恒定的梯形浅静脉系统。指尖及甲下的静脉网与甲沟旁的小静脉一起汇聚到甲根部的近侧,形成末端静脉。68％为单支,32％为双支。在远指间关节平面,静脉直径为 0.3～0.5 mm;在近侧指间关节平面,静脉直径为 0.8～1.0 mm;在近节手指平面,指背浅静脉直径达 1.5 mm,再向近侧走行至指根部汇合成掌背静脉。指背桡、尺侧静脉有数条交通支,较恒定的有 3 条,形成指背静脉的梯形结构。也可将指背静脉的走行与通连视为静脉的弓网结构(图 4-3)。

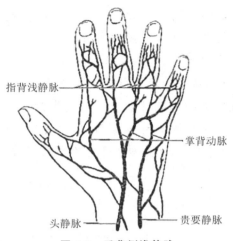

图 4-3 手背侧浅静脉

指掌侧浅静脉的分布,也呈梯形或弓网状,但较指背侧浅静脉纤细。指腹静脉网汇聚成桡、尺侧掌侧静脉向手指近端走行。其间有数条交通支,并且斜向指背侧发出数条交通支,与桡、尺侧背侧静脉相连。在指蹼处,相邻的指掌侧浅静脉汇合成掌骨头间静脉,入指背静脉(图 4-4)。

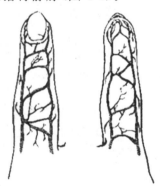

图 4-4 手指掌、背侧浅静脉梯形结构示意图

拇指背侧浅静脉起于指尖、甲沟和甲襞处的静脉网,在指间关节平面汇合成 4 条以上的小静脉,行至掌指关节平面时汇合成为 2～3 条静脉,直径达 2.0 mm 左右。拇指掌侧静脉较背侧静脉细小,通过 1.0 mm 左右的斜行交通支与背侧静脉相连。

手指深静脉系指固有动脉及指背动脉的伴行静脉,管径细小,走行与位置并不恒定。指掌侧固有动脉的伴行静脉较指背动脉的伴行静脉略粗一些。

手部静脉分布变化较多,但仍有规律可循。手指的背侧及掌侧的主要静脉,在手指各节的走行位置较恒定。在远节手指，与甲沟平行的桡、尺侧小静脉位置恒定，静脉直径为 0.3～0.4 mm。在甲根以近的背侧中线处，常有 1 支较粗的静脉，即末端静脉。在中节及近节手指，以右手示指为例，指背侧的桡、尺侧静脉位于钟面的 8 点和 4 点位置，指掌侧的桡、尺侧静脉位于 10 点和 2 点位置（图 4-5）。

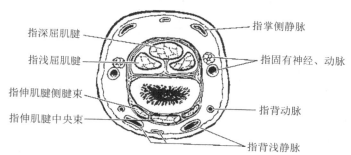

指深屈肌腱　　　　　　　　　　　　指掌侧静脉

指浅屈肌腱　　　　　　　　　　　　指固有神经、动脉

指伸肌腱侧腱束

指伸肌腱中央束　　　　　　　　　　指背动脉

指背浅静脉

图 4-5　手指浅静脉在中、近节指横断面的位置

手指静脉的分布还具有偏离中线的现象，即拇指、示指指背浅静脉较偏向桡侧，而且口径较粗。

手部静脉内有瓣膜分布。不但手背静脉内有，而且手指静脉内也有。其中以手背静脉和手指掌背侧交通支内为多，手背静脉内相隔 2.0 cm 可有一对静脉瓣。手部静脉瓣由远端向近端、由掌侧向背侧开放。手部的静脉血流还具有从尺侧流向桡侧的趋势。

了解手指静脉解剖分布及手部静脉瓣膜的配置，有利于在断指再植操作时，有目的有重点地探查寻找主要的、较粗的指静脉进行吻合。

三、断指的类型

断指是手指的外伤性离断性损伤。科学的断指分类方法，可以提供在断指再植方面进行学术交流的描述标准，利于提高研究和诊治水平。目前，尚无公认的全面、客观的断指分类方法，一些学者提出的断指分类方法在一定范围内得以较广泛的使用。不同的断指分类方法采用了不尽相同的分类依据。损伤程度是断指分类的重要依据，根据损伤的程度，可将断指分为两类。

（一）完全性离断

离断手指的远、近两断端之间完全分离，无任何组织相连，或仅有少许损伤严重的组织相连，而在清创时，又必须切除才能再植者，为完全性离断。

(二)不完全性离断

伤指断面仅有肌腱相连,残留的皮肤不超过周径的 1/8,其余组织包括血管均断裂或栓塞,伤指的远端无血液循环或严重缺血,不进行血管修复,重建血液循环,将引起断指坏死者为不完全性离断。

临床上,不完全离断容易与某些手指的严重开放性损伤相混淆,手指的开放性骨折或脱位同时有软组织的断裂,但如果伤指残留皮肤超过周径的 1/8,尽管须依赖血管修复才能使其远端存活,也不能称为不完全离断,应诊断为伴有血管损伤的开放性骨折或伴有血管损伤的复合损伤。如果伤指残留的皮肤虽未超过周径的 1/8,但其中存有完好的血管,可维持离断远侧手指的血液循环,不需要血管修复断指就能存活,也不能称作不完全离断。

王成琪等在完全离断和不完全离断分类的基础上,根据临床实践经验提出了 9 种分类法:①切割伤性离断;②压轧伤性离断;③撕脱伤性离断;④远侧指间关节完全离断;⑤指尖部完全离断;⑥多平面完全离断;⑦指节部分(小组织块)完全离断;⑧多指离断(一手 3 指以上);⑨咬伤性离断。这种断指分类方法对于断指再植具有广泛的适用范围。按照损伤性质可将断指分为切割、挤压、碾压、冲压、压砸或撕脱伤等。潘希贵等则将拇指撕脱性离断分为:Ⅰ 型,拇指旋转撕脱性离断;Ⅱ 型,拇指脱套性离断。根据损伤平面和组织损伤又分为 3 种情况,对指导拇指撕脱性离断伤的再植具有一定意义。

依据解剖平面进行分类,在临床实践中,也可反映出功能因素的影响。程国良将手指缺损分度为:Ⅰ 度缺损,手指远节部分的缺损;Ⅱ 度缺损,拇指于指间关节,其他手指于远侧指间关节部的缺损;Ⅲ 度缺损,拇指于近节指骨,其他指于中节指骨的缺损;Ⅳ 度缺损,拇指于掌指关节,其他指于近侧指间关节缺损;Ⅴ 度缺损,拇指于第 1 掌骨,其他指于近节指骨部缺损;Ⅵ 度缺损,拇指于腕掌关节,其他指于掌指关节缺损。这种分类方法在进行手指再造时具有实用意义。Yamano 的分类方法,在断指末节再植方面使用较多,但对其他类断指则没有意义。

陆志方、张咸中等按照断指指体(以指骨为准)离断平面、关节处理情况,参考断指再植成活后功能外形所能达到的程度,分为 4 型:Ⅰ 型,末节离断,保留远指间关节或拇指指间关节;Ⅱ 型,手指中节离断以及末节离断而需行远侧指间关节融合术者,拇指末节或近节离断需行指间关节融合术者;Ⅲ 型,手指近节离断及中节离断而需行近指间关节融合术者,拇指近节离断再植无关节破坏者;Ⅳ 型,近节离断,需行掌指关节融合术者或掌指关节成形术者。按照指体损伤性质、骨折情况、皮肤软组织损伤程度等分为 5 级：a 级，锐性离断伤或类似锐性离断伤，皮肤、软组织挫伤范围小于该指末节的 1/4，无粉碎性骨折或粉碎性骨折影响范围小于该指末节的 1/4；b 级，皮肤无撕脱，皮肤软组织缺损或挫伤范围为该指末节的 1/4～1/2，粉碎性骨折影响范围为该指末节的 1/4～1/2；c 级，皮肤软组织撕脱、缺损、挫伤范围大于该指末节 1/2，粉碎性骨折影响范围大于该指末节 1/2，b 级断指合并血管、神经损伤范围大于该指末节 1/2；d 级，皮肤及软组织损伤范围、骨折影响范围大于该指末节 1/2，组织关系紊乱，或需行植骨术；e 级，软组织毁损严重，镜下无符合吻合条件的血管，皮肤、软组织缺损需行皮瓣修复术的指体缺损者。此种断指分类方法结合解剖、病理等多方面因素，比较客观、全面地反映和概括了断指的情况，但还有许多方面需要完善。

断指分类是断指再植技术发展和临床经验积累的结果。理想的断指分类应该具有以解剖组织损伤情况、再植技术意义和功能康复效果等作为依据，概括范围广，应用方便，实用价值大，适合作为学术交流的客观标准。

四、断指再植的适应证

手指离断后，经过再植手术，最大限度地为患者恢复伤手功能，这是进行再植手术的目的。断指再植的适应证应当与再植的目的相统一。

断指再植的适应证是相对性的，随着时代与医学技术的发展而不断变化。例如，20 世纪 60～70 年代，由于设备、技术的原因，曾认为手指中节中段以远的离断难于再植，而进入 80～90 年代，手指再植的平面已达到甲根以远的指尖水平。不仅成人手指末节可以再植成活，而且小儿末节断指再植的成功率亦可达到 90%。又如旋转撕脱性手指离断，由于血管、神经、肌腱均从近端抽出，过去被视为再植的禁忌证。但是，程国良等利用血管、神经、肌腱的移位吻接方法，使再植获得成功，从而使禁忌证变成了适应证。因此可以说，伴随着外科技术，特别是显微外科技术的发展，以及对损伤及再植规律认识的不断深化，再植适应证的选择还将不断扩充。

断指是否适于再植，是受许多因素制约的，包括断指损伤情况、医师的技术能力、医院条件、患者的经济情况、患者职业、患者生活要求、患者主观意愿及是否合并重要器官的严重损伤等。为此，应对再植的适应证有较全面的考虑。

（一）断指的条件

离断的手指两断端较整齐，指体无明显挤压伤及多发骨折，此类断指基本上可以进行再植；离断指体内虽有轻度挫伤，若未伤及两侧血管神经束及指背静脉,也可试行再植。而严重的捻挫伤将使毛细血管床及指背静脉网破坏,即使吻接的血管通畅,手指也难重建血液循环,无法成活,故这类断指不适宜再植。

(二)伤因分析

离断的手指是否具备再植条件与致伤原因有密切相关。在估计断指再植成活的可能性与再植手术的难易程度时,应了解致伤原因。

1.切割伤

一般是由刃器、玻璃等切割造成的手指离断。断面干净整齐,非常适合于再植。两断端清创短缩很少,血管吻合后通畅率高,再植后功能多较满意。

此类损伤中常使医师产生错误认识的是切纸机伤,这类损伤虽然断面整洁,但并不一定具有良好的再植条件。因为切纸的工作程序是将纸张送入刀下,先由重达几百公斤甚至上吨重的"千斤"将纸压住,随后切刀落下,完成切纸过程。如果手指在送入纸张时被压住切断,虽然断面整齐,但手指的指体常因受到较大压力,发生指骨骨折及毛细血管床的损伤,会给再植成活增加困难(图4-6)。

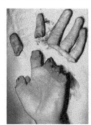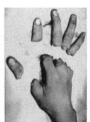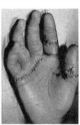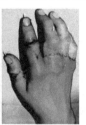

图4-6　右手切纸机伤5指离断,再植成活

2.电锯伤

由于电锯锯片的厚度、锯齿"开路"及锯片的左右轻度振摆,所以,电锯伤断指断面常造成0.5～1.0 cm左右的组织缺损,创面参差不齐,骨质可有局部劈裂。但这类损伤对于手指两端的血管神经束及指体本身挫伤不明显。故两断端各清创去除约0.5 cm组织后施行再植,虽然伤指有较多短缩,但成功率仍较高(图4-7)。

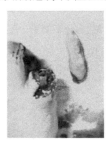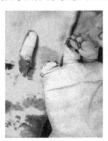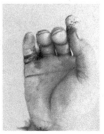

图4-7　右小指电锯伤创面欠整齐,断端清创短缩后,再植成活

3.冲压伤

经冲压离断的手指多数断面较整齐。但因为是两个钝性面交错冲压造成离断,故软组织损伤的范围较大。如为空心型冲压模具,冲压速度较快,多具备再植条件。冲压模具若为实心,则离断指体损伤程度重,再植条件较差。

4.压砸伤

压砸造成的手指离断,对手指的骨骼及软组织的损伤严重,再植的可能性往往较小。如果为多指离断,或许有某个断指或断指的某一节段尚好,可争取原位再植或移位再植,以重建严重伤手的部分功能(图4-8)。

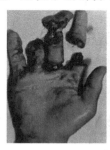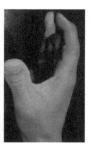

图 4-8　手部压砸伤,示指再植成活

5.撕脱伤

这类断指伤情较复杂,血管、神经、肌膜多从近端抽出,无法与原位的血管、神经、肌腱直接缝合。如指体尚完整,可利用相邻手指的血管、神经、肌腱移位吻接法进行再植。

(三)指别

拇指占整个手功能的 40%～50%。缺损后使手的捏握功能明显受累。因此,当拇指外伤性离断时,如无明显挫灭伤,就应努力试行再植。当拇指离断并伴有其他手指离断时,若拇指已丧失再植条件,可将其他有再植条件的断指移位再植为拇指。如果既不能再植又无移位再植条件,可以根据伤情,利用离断拇指的指骨及关节回植,做甲皮瓣移植拇指再造术重建拇指,或紧急行第 2 足趾移植再造拇指。

示、中、环、小指可与拇指相对来完成手的捏握功能。任何手指的缺失,都会丧失手功能的完整性,影响手的捏握。因此,凡有条件再植者应进行再植。如果为单个手指离断,尤其环、小指两个边缘性手指离断时,若再植后会出现关节僵直等畸形,可不考虑再植。因为环、小指僵直在伸直位或屈曲位都会影响全手的握物功能。当多指同时离断时,环、小指都应予以再植。原因是多指离断后,被再植的各个手指的关节活动度相差不多,此时,多再植 1 个手指,对于保存手的功能,就多创造了条件,也更有利于手的外形完整。小儿的单指离断,无论指别,均应努力再植。

(四)断离平面

以前因为显微外科设备及技术的原因,有的医师曾对中节中段以远的断指不主张再植。由于吻合微小血管能力的提高,不仅中节中段以远的断指可以再植,而且再植后的功能优于近侧指间关节以近的断指。因为中节中段以远的断指,再植后多数仅影响远侧指间关节的功能,而近侧指间关节活动多不受影响,可有效地发挥再植指的功能。目前,断指再植的平面可达指甲中段以远水平。

(五)再植时限

组织耐受缺血的时限,迄今为止尚无定论。随着缺血时间延长,再植成活率会降低。由于手指组织仅为皮肤、皮下组织、肌腱、骨骼等,对缺血、缺氧的耐受力相对较强,故伤后能再植的时限也相对较长。临床上,已有伤后长达 96 小时能再植成活的报道。虽然离断手指经妥善保存可延长再植时限,但临床上仍应尽快再植。

季节的变化对再植时限有很大影响,在寒冷季节,缺血时间可相对延长;而在盛夏及高温环境下,组织新陈代谢旺盛,变性较快,缺血时限必然缩短。

(六)损伤程度

断指分为完全性与不完全性离断两类。一般来说,虽然不完全性离断较完全性离断的手指伤情较轻,但也不尽然,有时不完全离断者,再植手术反比完全离断者复杂、困难。为此,对不完全离断再植术不可稍有疏忽。有指神经相连者再植后感觉功能恢复满意;有肌腱相连者再植后可减少肌腱粘连机会;有少许皮肤相连者,其中可能保存有微小静脉,有利于再植指成活。所以,不完全断指在清创时,对残存相连的组织,不应轻易地剪断。

(七)年龄因素

手指离断伤绝大部分发生于青壮年,这与青壮年较多地参加生产活动有关。患者因出于美观及生活和工作的需要,多迫切要求再植。所以,对青壮年的断指,为患者生活、工作乃至婚姻状况着想,若有条件再植,应努力再植。老年断指的患者,因多有不同程度的慢性疾病,不宜接受长时间的手术,且长时间的术后固定会影响关节活动。所以,适应证的选择应从严。虽然,目前有报道再植成功患者的年龄已达 74 岁,但一般来讲,年龄 50～60 岁的患者,如无慢性疾病,且有生活和工作的需要,可慎重考虑再植。60岁以上的患者,多不考虑再植。

小儿断指要积极再植。因为小儿处在生长发育阶段,对创伤有较强的修复能力,对功能恢复有较强的适应能力。再植成活后,效果多较成人理想。如随便放弃再植,将给他们带来残疾。因此,小儿的断指,凡具备条件,不论指别,都是再植的适应证。

(八)断指的保存情况

离断手指的妥善保存可减慢其组织变性,延长再植时限,为断指再植的成活创造条件。正确的离断指体保存的方法应是,用无菌湿纱布包好,再包以无菌的干纱布,置于4℃冰箱冷藏保存。在伤后转运过程中,可根据条件,将断指用清洁布类包好后,放于无孔塑料袋内,置于有冰块的保温瓶内冷藏转运。不可将断指直接置于冰块上或冰箱冷冻室内。这样可造成细胞质的水分冰冻膨胀,致使细胞膜破裂,细胞死亡,难以再植成活。有时断指被错误地浸泡在乙醇或消毒液中,或将其放于苯扎溴铵溶液、高渗的葡萄糖溶液或生理盐水中,时间久后,组织水肿或脱水,血管内皮细胞受损害,会影响再植成活。但浸泡后的手指亦有再植成活的报道,这主要与浸泡时间的长短及组织损害的程度有关。临床上,要根据具体情况及个人经验判断能否再植,不能一概而论。

(九)全身情况

在进行断指再植手术前,应检查患者全身有无其他部位脏器的合并损伤;在手术中,也须密切观察患者全身情况的变化,一旦发现异常情况,须及时查明原因,必要时应停止再植手术,先行诊治颅脑、胸、腹等脏器的合并损伤。

断指患者如发生休克,这种休克多属于失血性的,应输血以补充血容量,需在休克矫正后再进行再植手术。在休克或低血压状态下进行再植,十分危险,可使休克加重,或发生急性肾衰竭。

对于患有血液系统疾病致血小板功能及出、凝血时间不正常的患者,或精神状态不正常,如躁狂型精神分裂症的患者,在原有疾病未得到有效控制以前,不应勉强进行再植。总之,在考虑是否进行再植之前,首先要注意全身情况,在全身情况许可的条件下,再考虑局部条件是否适宜再植。

参照1988年全国显微外科学术会议和1995年全国断指再植专题研讨会议,对断指再植适应证的讨论、总结,结合上述各种情况的分析,断指再植的适应证可以概括如下。

(1)全身情况允许,血小板计数及出、凝血时间正常的青壮年患者。

（2）一手多指离断，有再植条件者应力求全部再植。但应首先再植主要功能的手指。

（3）末节断指，只要在显微镜下能找到适于吻合的动脉、静脉，且软组织无明显挫伤，应予再植。特别是拇、示、中指的末节离断。

（4）小儿断指只要条件允许均应尽量再植。

在选择断指适应证时，遇到如下几种情况，一般可考虑不做或慎做再植：①患者有全身性疾病或年龄过大，不允许长时间进行手术或有严重的出血倾向。②断指的远、近端手指有多发骨折及严重软组织挫伤，手指毛细血管床严重破坏者。③断指经强烈防腐、消毒液体或高、低渗液体长时间浸泡者。④夏季断指，离断时间过长，且术前未经冷藏，创面污秽、腐臭者。⑤多发性手指撕脱损伤，造成血管、神经、肌腱从近或远端抽出较长，无条件做血管移植或移位吻合者。⑥精神不正常者（如躁狂型精神分裂症药物未能控制者）。⑦本人无再植要求或经治医院的设备、技术等条件达不到要求者。

准确掌握断指再植适应证与手术的精细操作同样重要，断指再植的适应证通常根据医师的经验来掌握，但由于医师的水平不同，对断指再植适应证的掌握势必存在很大差异。何旭、程国良等对影响断指再植成活因素与再植成活情况，进行 Logistic 回归分析，力求寻找到一种客观的方法，即可量化的指标来确定断指再植的适应证，结果发现只有动脉损伤程度、指背皮肤损伤程度、损伤类型、离断平面、患者血红蛋白含量 5 个因素对断指再植成活有明显影响。骨与关节损伤程度、肌腱损伤程度、神经损伤程度、断指再通血时间对断指再植成活无明显影响。

总之，断指再植的适应证是相对的，随着时代的前进及医疗技术的进步会不断有新的变化和发展。

五、断指再植手术操作程序

断指的再植步骤，目前多数医师采用顺行法进行再植，即断指清创→骨关节内固定→伸、屈指肌腱缝合→指背静脉吻合→指背皮肤缝合→指神经缝接→指固有动脉吻合→掌侧皮肤缝合。也有一些医师愿意采用逆行再植方法，即断指清创→掌侧静脉吻合→掌侧皮肤缝合→指屈肌腱缝合→指神经吻接→指固有动脉吻合→骨关节内固定→指伸肌腱缝合→指背静脉吻合→背侧皮肤缝合。

顺行再植法是先建立骨支架，而后修复软组织，先吻合静脉后吻合动脉，可在无血术野下操作，血管吻合后可立即用皮肤覆盖保护，可避免操作中误伤。而逆行再植法,在操作过程中不需要翻转手部,可以减少手术动作,加快再植速度,使断指远端尽早供给动脉血液。对于需要指动脉及神经移位或移植者,则不适用逆行法再植。虽然两种方法顺序上存在着差异,但如果操作得当,却不影响再植操作的全过程及成活率。现按顺行法叙述再植的过程。

(一)清创术

清创术是处理开放损伤的基础。认真清创,对预防感染、减少术后组织粘连、减轻组织瘢痕、促进侧支循环建立,都具有极重要的作用。

3个手指以上的多指离断时,为争取时间,术者可分为2个手术组同时清创。

断指清创的第一步是刷洗。用清水和肥皂水刷洗断指及伤手3遍,创面用生理盐水冲洗干净后,进行皮肤消毒,然后在显微镜下进行清创。远、近断端的清创,多从指背侧开始,距创缘1.0 mm左右环切一圈皮肤。切背侧皮肤时,仅切开皮层,于显微镜下在皮下组织内仔细寻找有瘀点的指背静脉断端,用显微剪游离,用5-0无创线结扎标记,以此为中心,去除周围污染、挫伤的软组织,并找到伸指肌腱清创备用。指神经、指动脉在指屈肌腱两侧,指神经较粗,不回缩易被发现。在远断端,近节、中节手指的指动脉位于指神经的背外侧。在近侧断端,可循指动脉的搏动找到其断端。标记指神经指动脉后,清除周围软组织约2.0 mm厚度。清理指屈肌腱及骨断端。清创后用生理盐水、稀释的碘伏溶液及3%过氧化氢溶液反复清洗消毒创面。断指一般不必灌洗血管。

(二)骨关节内固定

清创时,远、近骨断端一般需各截除大约0.5 cm。骨骼的短缩要与软组织情况相一致,短缩不足会造成血管吻接时产生张力。短缩过多,将会影响再植指的长度。儿童断指,远、近断端骨骼切除时应尽可能地保护骨骺,使再植后不影响指骨的生长发育。

掌指关节处的断指,拇指可做掌指关节融合,其余4指应使其成为假关节,备于二期的关节功能重建。指间关节处的断指,可考虑功能位的关节融合,如果患者为小儿,则尽量不做一期关节融合。

骨内固定的要求是骨端要对合准确,断面要紧密接触,固定牢固,不应有成角或旋转畸形。常用的内固定方法是纵行克氏针、交叉克氏针、钢丝、螺丝钉、钢板或骨栓等。术者可根据具体条件及操作习惯选择。

(三)肌腱修复

骨骼内固定完成后,一般是先缝合伸指肌腱,后缝合屈指肌腱,以便于调节肌腱张力。

伸指肌腱断裂后不回缩,经清创、骨骼短缩后,一般都可以直接缝合。常用3-0尼龙线做间断"8"字形缝合,使断腱紧密对合。根据不同的离断平面,常需要同时缝合伸指肌腱的中央束及侧腱束。张力调节时应使中节及末节手指处于伸直位,张力过大术后可能会影响肌腱愈合,张力过于松弛则会伸指无力。

修复指屈肌腱,一般只缝合指深屈肌腱,而将指浅屈肌腱切除。也有医师认为应同时修复指浅屈肌腱。用3-0尼龙线做Kessler缝合,再用7-0无创针线环形连续缝合肌腱断端边缘。屈指肌腱缝合后,手指处于休息位,说明屈指肌腱张力调节适宜。

(四)血管修复

血管修复是断指再植成活的关键。因此,要求在血管吻合时做到高质量的操作。

1.静脉的修复

将手指摆放于指背朝上位置,用缝线牵开断缘皮肤显露指背静脉。根据清创时两断端已标记的静脉数目、位置进行选择搭配,确定准备吻合的静脉。

静脉吻合前,在显微镜下,再分别对静脉血管细致清创,剪除有挫伤的静脉断端至正常的血管壁处,将静脉两端各游离出约5.0 mm,使之便于安放血管夹及翻转。清除静脉管腔内血块等附着物,去除静脉管口约2.0 mm段的外膜,用肝素化生理盐水冲洗断端管腔后,即可进行静脉吻合。一般用11-0无创线,采用两定点端端吻合法,缝合6~10针。每条静脉吻接完毕放开血管夹后,常可见到静脉血反流通过吻合口使远侧端静脉管腔充盈,有时还可见到静脉血从远断端其他的静脉口处溢出。静脉缝合完毕后,应缝合指背皮肤加以保护。

断指再植时,每一手指吻合静脉一般为2~3条。静脉修复的数目多,有利于减轻术后肿胀,也增加了预防术后静脉栓塞的安全系数。临床上常有高质量地只修复1条指静脉,断指亦可成活的病例。但如果有条件,还是应该尽量多修复静脉,以保证指体有足够的静脉回流通道。

末节断指及小儿断指再植时,由于静脉管壁菲薄,不能过长游离,使用血管夹会损伤管壁,可采用开放式方法进行吻合。

2.动脉的修复

指固有动脉的走行及解剖位置较恒定,清创时已作了标记。在吻合指动脉前,应检查两断端的指动脉的损伤情况及外径,拟定出指动脉吻接的计划。如果两侧指动脉均能直接吻合时,应同时修复两条指固有动脉。如果清创后,只有优势侧指固有动脉可直接缝接时,即优先吻合,另一侧指动脉可暂旷置。如只有非优势侧指动脉能吻合时,可根据吻合后手指血液循环重建状况,决定是否采用血管移植的方法,修复优势侧指固有动脉。如果手指两侧指固有动脉同时缺损,可切取前臂静脉或另一侧指动脉来修复优势侧指动脉。

指固有动脉的修复数目对断指再植成活的影响,已有许多学者进行了探讨。原则上讲,吻合双侧指动脉对手指的成活、减少动脉危象的发生及术后手指充足的动脉供血是有益的。而仅吻合一侧指动脉,只是手指再植成活的最基本要求。但是,在临床实践中,由于受断指血管条件等因素的制约,仅吻合一侧指动脉是常有的,只要吻合质量有保障,断指应能成活。但为了提高成活率,减少术后血管危象的发生机会,只要具备条件,还是强调要同时修复两侧指动脉。

指固有动脉的直径具有统计学意义上的差异。根据 Poiseuille 定律的流量公式,罔小天曾求证出最优条件的血管,血流量与半径的三次方成正比,可见动脉内的血流量与动脉管径间存在着密切的关系。因此,应优先并重点吻合手指较粗侧即优势侧指固有动脉。具体操作时,体位对于示、中、环、小指的指动脉吻接无太大影响,而缝接拇指优势侧指动脉却常造成困难。因为,外展患肢时,拇指处于旋前位,其尺侧血管朝向手术台面,助手需将拇指维持在旋后位,以便术者在显微镜下操作。这也是多指离断时应先吻合拇指的原因之一,因为这样可防止因维持位置时的扶持或牵拉,而干扰其他再植的手指。

指动脉吻接时,一般先对失神经支配处于松弛状态的远断端血管清创,然后清创近断端。近端清创时,先在其断端近侧约 1.0 cm 处上微型血管夹,去除外膜修整动脉管口后,可于动脉断口处行轻柔的机械扩张,放开血管夹,出现指动脉有力的喷血,即可吻合。如果动脉搏动乏力、无喷血或仅有少量涌血,多是因动脉痉挛所致。可用罂粟碱或利多卡因局部湿敷片刻,一般可缓解。造成痉挛的原因多是血管清创不彻底,或是局部组织卡压所致,也有时是手术时间较长,麻醉作用减弱,疼痛性反射所造成。针对这些原因进行解决,多可使痉挛解除。遇到顽固性痉挛者,可做较长段的痉挛血管外膜剥离及机械性扩张,管腔内注入罂粟碱及局部外敷罂粟碱或利多卡因等,静候一段时间,即可使动脉出现喷血。

动脉缝合完毕开放血管夹后,断指可立即或逐渐恢复血液循环。再植指远端特别是指腹变饱满,有一定张力,颜色由苍白变红润,有毛细血管充盈现象,指体皮肤温度升高。如在断指远端做切口及断面有未夹闭的血管,可见鲜血涌出。缺血时间较长的断指,毛细血管通透性增加,恢复动脉供血后,局部组织水肿渐明显,在指体远端做切口时,虽可见活动性出血,但指体皮肤却显蜡白色,张力较大,毛细血管充盈反应不明显,经术后保温抗凝措施治疗,10~24 小时多可出现指腹红润,虽然此时毛细血管充盈反应仍可不明显,但断指多能成活。

指动脉吻合完毕,放松止血夹后,轻柔地压迫止血。对断面的活动性出血,必要时应结扎止血,以防局部形成血肿而压迫血管。

(五)修复指神经

神经修复是再植手指恢复感觉的先决条件。指神经修复得好,指腹恢复得较饱满,不同程度地恢复痛、触、温觉;而指神经修复不佳,则指腹干瘪,痛觉、触觉、温觉迟钝,常被烫伤或冻伤。有些患者出现痛觉过敏,再植的手指难以使用,成了累赘,有时不得不采用截指来解除痛苦。因此,精心细致地修复指神经是非常必要的。

指神经的吻合,一般应在显微镜下进行。切除两断端已挫灭的神经组织,调节张力,使其能在无张力下缝合。一般用 9-0 无创线做神经外膜的间断缝合,每条神经缝合 4 针左右。当指神经缺损时,可采用神经移植或神经移位吻合的方法。为使再植手指恢复满意的感觉功能,两侧指神经应一期同时修复。如果一侧或两侧指神经缺损过多,可根据指别,修复感觉功能较重要一侧的指神经。拇指、小指的尺侧和示、中、环指的桡侧的感觉功能较重要,应优先修复相应的指神经。

(六)皮肤的修复

断指再植时,应强调一期闭合伤口。为避免缝合皮肤时针线损伤已修复的血管,应在显微镜下,选择血管间隙处的皮肤进针缝合。为防止皮肤的环形狭窄,可以在断面两侧皮缘上分别做多处相对的三角瓣,形成几个"Z"形皮瓣缝合。皮肤多余时,应在显微镜下,切除多余的皮肤,以免皮肤臃肿,影响功能及外观,若皮肤的缺损位于吻合血管的走行部位,可采用局部皮瓣转移或游离皮片覆盖。

(七)包扎与固定

伤口缝合完毕后,应对伤手再次用温热盐水清洗,洗去血渍,创口覆盖凡士林纱布,外面敷以多层干纱布,再用绷带行斜行交叉包扎,不做环形缠绕,且不可过紧。将指端外露,以便观察肤色及测量皮温。外层再以棉垫保护,手指至前臂中段用石膏托将手制动在功能位。

六、显微血管的吻合

断指再植手术,血管吻合的质量是手术成败的关键。因此强调,要熟悉小血管局部解剖,熟练掌握小血管的吻合技术,用严格的无创操作进行精细的血管吻合,正确处理术中出现的血管危象,以求高质量地完成再植手术。

(一)显微血管的组织解剖

手部血管虽很细,但管壁的内膜、中膜、外膜 3 层结构却较明显。

血管内膜较薄,约占管壁厚的 9%,由内皮及内弹性膜组成。血管内膜表面为薄层的内皮细胞,附于黏多糖组成的基膜上,这层细胞具有保持血流通畅和半透膜的作用。内弹性膜是由许多纤细纵行的弹性纤维构成的膜,在小动脉这层膜发育良好,但可因原发性高血压发生纤维变性而增厚。小静脉这层膜不发达或缺如。

血管中膜较厚,主要由环形的平滑肌和在肌纤维之间少量分布的胶原纤维、弹性纤维、网状纤维和黏多糖基质构成。血管口径越小,则平滑肌所占比例越大。沿螺旋方向环形分布的平滑肌受神经控制,其间的弹性纤维可调节血管扩张和收缩,胶原纤维则增加血管壁的抗张力。静脉的中膜较动脉薄,平滑肌细胞较少,但有较多的胶原纤维。

血管外膜的成分主要为结缔组织,含有胶原纤维、弹性纤维和丰富的基质。神经、淋巴管及滋养血管通过该层进入中膜。外膜的弹性纤维和胶原纤维与周围组织连续,增加了血管的强度。

手部静脉内径较动脉略大一些,管壁薄一些。其组织结构上的差异特别表现为平滑肌含量的多少。小静脉移接小动脉后,其管壁很快增厚。说明血压与管壁的结构有非常密切的关系,小血管有较大的可塑性。

血管内皮细胞受到损伤后,其下方的基膜组织暴露在血流中,会在局部形成血小板血栓,缝合血管时的针孔及缝线的异物反应,亦可引起血栓形成,但如果没有其他血栓形成的因素,吻合口局部形成的这层血小板血栓,20 分钟后会逐渐溶解,而进入血管内皮细胞层的修复过程。

(二)血管吻合成功的必要条件

既然血管缝合后通畅与否是再植手术成败的关键,就必须了解血管吻合成功的必要条件,并在再植手术中力争符合这些条件。

1.修剪血管

手指离断伤无论何种伤因,均会在断裂血管断端造成管壁局部的挫伤,使内膜粗糙或剥脱、中层断裂等,只是伤因不同,造成管壁损伤的范围及程度不同而已。再植手术时,须将损伤的管壁彻底切除,达到正常的管壁段,才能吻合,否则就会在吻合部位形成血栓。在去除损伤段血管后,可用肝素化生理盐水冲洗血管断口,观察到内膜完整、光滑,无凝血块、内膜在液体中漂浮的现象,中膜完整,才可吻合。操作中,如果剪除血管的器械不够锋利或其刃部过于粗厚,也会使血管内膜挫伤。

2.观察血流

去除受损段血管后,在吻合之前,应检查判断血流情况,动脉的近心端应呈搏动性喷射状出血。如果近端动脉清创不彻底或发生痉挛,则近断端出血压力较低,不呈喷射状,这样的动脉吻合后易栓塞。应彻底清创或给予解痉处理,以期出现理想的血流。

3.张力适当

血管吻合后其纵向张力应适当。张力过大,不但直接影响血流,还会造成缝线切割血管壁,形成漏血。此时过多地补加缝针数,易致局部血栓形成。故张力过大时,宁可做血管移植,也不应勉强直接吻合。血管过长,吻合后血管会弯曲成角,使血流形成涡流,也易形成血栓。

4.适宜的管径

在最常采用的端端吻合法中,应尽量使吻接血管的两断端口径一致。如果两端管径相差不多,可将口径小的血管轻柔扩张后进行吻合。如果两断端管径相差＞0.7,可将管径小的血管断端剪成斜面,斜面与血管纵轴间夹角以不大于30°为宜,稍加血管扩张亦可端端吻合。如果管径相差＞0.5,可考虑用端侧缝合法进行吻合。

(三)显微血管吻合技术

断指再植进行血管吻合,都要求在显微镜下操作,以保证吻合的质量,获得良好的效果。

1.血管吻合的操作程序和注意事项

(1)严格彻底地清创及分离血管:血管吻合前,应再一次于显微镜下对血管及周围组织进行清创,去除血管周围的脂肪组织以及其他挫伤或污染的组织,用稀释的碘伏溶液及生理盐水冲洗创面。

将待吻合的血管做无创性的分离,远、近断端各游离 1.0 cm 左右,以便于放置血管夹及缝合时便于翻转血管。用血管夹阻断血流,避免出血和局部积血影响操作。

(2)修整血管断端:血管断端的修整应从血管管口缘开始。用锋利的剪刀将管口缘修剪平整,然后清除距管口 2～3 mm 范围内的血管表面的疏松结缔组织。一般常说的去除血管外膜,实际上即指去除血管外膜表面的一层与周围组织相连的疏松结缔组织,如果清除真正的血管外膜,势必将造成血管壁的损伤。

用镊子提起这层结缔组织膜,如脱套袖一样拉到血管口方向,平齐管口剪除,余下的组织即回缩到管口的近端,而在管口处露出一段光滑的血管壁。如果管口处的疏松结缔组织层去除不满意,缝合时将其带入管腔,成为腔内漂浮物,会导致血小板凝集而造成栓塞。如果血管外膜损伤,暴露了肌层,那么血管壁抗张力减弱,管壁塌陷,增加了吻合时的难度,且易造成缝线对管壁的切割而致管壁撕裂,均需在操作中注意避免(图 4-9)。

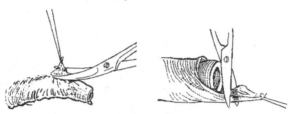

图 4-9　修剪血管外膜旁结缔组织

(3)冲洗断端管口:血管断端清创修整后,需用肝素化生理盐水(肝素 12 500 U加生理盐水 200 mL)冲洗,以便使管口张开,便于吻合。同时可将组织碎末、存留的血液等从管口内冲洗掉,提高吻合的通畅率。冲洗时一般应避免将针头直接伸入管腔内,以免造成血管内膜的机械性损伤(图 4-10)。

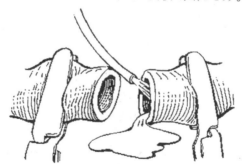

图 4-10　用肝素稀释液冲洗吻合口

(4)正确地进行血管吻合:血管吻合时,可用外膜进针法,也可用内膜进针法,不论哪种方法,均要求保持管口的平整对合及内膜外翻。术者不但要保证正确的缝合,助手还要密切配合。在术者缝合打结时,助手可用镊子轻轻地压迫打结两边的血管壁,使血管内膜在轻度外翻状态下结扎缝线。打结的力量宜适度,过紧或过松均会使吻合口对合不良。

正确的血管吻合的另一个要求是,边距及针距要均匀对称,疏密适当。一般讲,缝合血管的边距应为管壁厚度的 1～2 倍,针距是边距的 2～3 倍。边距及针距的安排应以缝合后不漏血为原则。但也不宜缝合过于密集，以免增加栓塞的机会。吻合动脉时，因管内血压较静脉为高，为防止漏血，针距应较静脉的适当减小。

吻合时应将血管搭配安置好，避免张力过大或过小，更要防止血管的迂曲、旋转，这些都会造成血流不畅，血栓形成。

2.显微血管的缝合方法

(1)血管端端缝合术：端对端间断缝合法是血管缝合术中最常用的操作，由于术者习惯不同，所采用的缝合方法和针序亦有所不同。一般是先缝合固定牵引线，然后在牵引线之间再行间断缝合。根据牵引线的缝合方式将缝合方法区分为两定点、三定点或四定点法。术者可依据自己对各种缝合方法的熟悉程度来选用。

两定点缝合法：等距两定点缝合方法，是将血管两断端相对合后，在吻合口的 0°和 180°的部位各缝合 1 针作为固定牵引线。一般是第 1 针缝合助手侧管壁，第 2 针缝术者侧管壁。等距两定点缝合法显露清楚，边距及针距易于掌握。但在提起固定牵引线时会造成管口闭拢，易缝到对侧管壁。缝合另外一侧管壁时，血管需翻转 180°，易造成血管的损伤。

非等距两定点缝合法是在 0°及 120°或 150°位，先缝合两针作为牵引，由于前、后壁长度不等，在拉紧牵引线时，后壁会下坠，减小了缝到后壁的可能性，但针数和针距却不易掌握(图 4-11)。

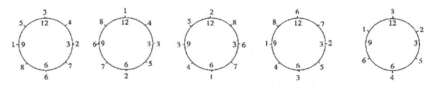

图 4-11　小血管缝合针序

三定点缝合法：在血管的周径上，每相隔 60°做 1 针缝合，形成等距的三定点牵引。此法多可避免缝到对侧管壁，但却常难以做到真正等距缝合，故会使针距不均匀(图 4-12)。

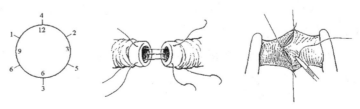

图 4-12　三定点缝合法

在三定点之间作间断缝合

　　(2)血管端侧缝合术:如果血管两断端口径相差过大,无法做对端吻合时,可采用端侧缝合法。

　　将要做侧壁切口的血管表层疏松结缔组织剥离,在计划开口处,用小圆针挑起血管壁,用弯剪剪除适量管壁,血管侧壁即形成椭圆形口,亦可用 7-0 无创针线按所要做切口的纵径穿过血管壁,稍加牵提后,剪除管壁,亦可获得椭圆形裂口。血管壁的开口处应距血管断端结扎线 1.0 cm 以上,以免管腔盲端内涡流所致的凝血块堵塞吻合口。

　　端侧吻合的血管断端一侧应剪成斜面,斜面的角度应与做侧壁切口的血管纵轴成 45°左右夹角。45°夹角吻合后,血流量较大,且血栓形成机会小。

　　缝合针序一般是先间断缝合血管后壁一侧,再缝合前壁,这样显露好,较易操作(图 4-13)。

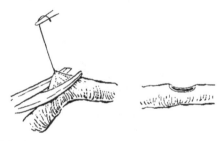

A.牵提穿过血管壁的的缝线,剪除管壁,获得椭圆形裂口

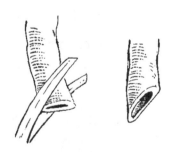

B.血管断端剪成 45°斜角

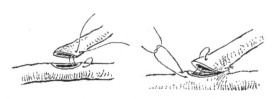

C.于血管断端斜面的两顶角处缝合 1 针

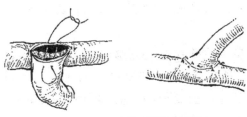

D.缝合血管后壁,再缝合前壁

图 4-13　血管端侧缝合术

(3)血管套叠缝合法:Lanritzen 进行了大白鼠股血管套叠缝合法的实验研究,获得了较高的通畅率,并逐渐应用到临床。

套叠缝合法需按血流方向进行套接。对动脉是将近心端套入远心端,对静脉是将远心端套入近心端,血管套入的长度应为血管外径的长度(图 4-14)。

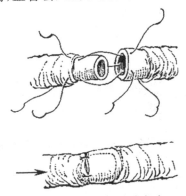

图 4-14　血管套叠缝合法

(箭头示血流方向)

将套入段血管外疏松结缔组织剥离干净,在距管口稍大于管径处,于钟面的 3 点、7 点及 11 点部位分别穿经血管壁的外膜及中层各缝 1 针,3 针各间隔120°,3 针均与被套入血管对应部位的管缘由内向外缝合,边距为 0.2～0.3 mm。两针打结后,在第 3 针打结前,用血管镊轻柔地将套入段血管端送入被套入血管的管腔内,再做第 3 针打结。此种套入缝合法,为避免脱出,一般要缝合 3 针,并需注意保持边距及针距的一致,使套入血管平整,以减少血管渗漏及血栓形成。

王国君采用剪开套接法,可减少常规套接法血管套入时的困难。临床应用效果亦较好。方法是将被套入端血管壁纵行剪开,长度等于血管的直径,第 1 针缝合被套入端剪口顶角及套入端相应的管口缘,全层缝合并打结。将套入段血管送入被套入管腔后缝合第2针。第2针缝合被套入端管口缘全层及套入端距管口稍大于管径长度处的外膜及中膜层,且在第1针的对侧(180°)位置。第3针缝合剪开的血管边缘的两个角,并穿经套入端的外膜及中膜层(图4-15)。

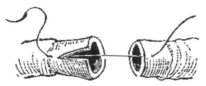

A.被套入端纵向剪开的顶角处与套入端管缘缝合

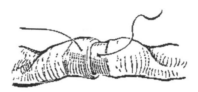

B.在第1针的180°位,缝合被套入端的全层及套入端的外膜及肌层

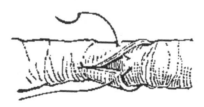

C.穿过套入端的外膜及肌层缝合被套入端血管边缘剪开处的两个角

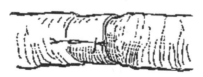

D.缝合完毕

图4-15　血管剪开套接法

套叠缝合法具有操作简单、血管腔内无缝线裸露(剪开套接法有1针缝线暴露于管腔内)、缝合针数少、节省时间、对血管壁损伤轻、通畅率较高等优点。但对血管长度不足或管径相差过大者不宜采用。

(4)套管吻合法:Memel及Kanaujia做血管袖套式吻合法,获得了较高的成功率。

袖套式吻合法是截取一段血管做袖套,光滑套于血管断端之一侧。将血管两断端修整,端对端间断缝合 2～4 针后,再将血管袖套拉套于吻合口处,其通畅率为 97％～100％。

此种方法具有缝合及出血时间短的优点。但需切取血管作为袖套,如无适当血管可用则不适宜此法。袖套往血管上套并不容易(图 4-16)。

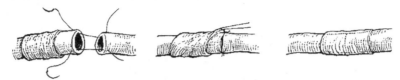

图 4-16　袖套式血管吻合方法

(5)黏合吻合法:随着 ZT 医用黏合剂(α-氰基丙烯酸类)的发展,为血管的黏合提供了物质条件。ZT 医用黏合剂具有很强的聚合性,当其接触人体组织的阴离子时,即由液态的单体快速转变成固态的聚合物而产生黏合作用。此聚合物在体内可逐渐降解而被代谢。

应用 ZT 医用黏合剂进行小血管的黏合实验获得了满意的结果。操作方法是,用 11-0 无创针线做血管等距离三定点间断缝合,用棉片吸去吻合口的液体使其尽量干燥,在血管内膜外翻情况下,涂抹黏合剂于吻合口的周缘。约数秒钟即可见黏合剂固化封闭吻合口。注意涂抹黏合剂时应迅速准确,以免因黏合剂的快速黏合作用而将涂抹器械与血管黏合在一起。也有学者应用医用黏合剂进行血管的套接吻合实验。

黏合吻合血管的方法虽具有简化缝合的优点,但尚有待于临床应用的检验。

(6)激光吻合法:20 世纪 80 年代由于激光在医学领域应用的发展,出现了用二氧化碳激光进行小血管吻合的方法。激光吻合小血管,由于受激光器及其他条件的限制,目前多停留在实验阶段,临床尚未应用。

实验中一般多采用二氧化碳激光器,将血管断端修整后,先做二定点或三定点的间断缝合,然后对牵引线之间的血管口边缘用二氧化碳激光进行焊接吻合。

与常规端对端单纯间断缝合方法比较,激光吻合法具有节省时间、血管内膜修复快且光滑的特点。随着科技进步及激光医学的发展,激光吻合法在手部小血管的修复方面可能会有实用价值。

(7)可溶性血管腔内支架的吻合方法:为了使外科医师能较快掌握小血管的显微吻合技术,降低小血管端端吻合技术的难度,提高吻合通畅率,史玉林研制了可溶性小管腔吻合内支架,在应用中也获得了较高的血管通畅率。

可溶性小管腔内支架是将葡萄糖、低分子右旋糖酐、氯化钠精滤浓缩,做成固态的纺锤形或圆柱形支架。支架表面有 4 个纵向等距的沟槽便于缝合,支架两端为圆锥形,便于插入血管断端。支架大小、粗细规格不同,可根据血管腔大小选用。

缝合血管时,将支架表面涂布少量 50％浓葡萄糖溶液,插入管腔的两断端,在 4 个缝合沟槽处各做间断缝合,并可根据需要,在各缝针间再加针。缝合完毕后,放开止血夹,血流便沿着缝合的沟槽流过并溶解该支架(图 4-17)。

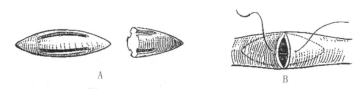

图 4-17 可溶性血管腔内支架吻合法
A.支架带有 4 个纵沟;B.沿纵行沟缝合

此法吻合手指血管,具有不会刺伤对侧管壁、进针准确、针距易于掌握、支架不必取出等优点,可提高血管吻合质量及速度。但具备纯熟小血管吻合技巧的医师,多不愿将时间花费在安放血管支架的操作上。对于血管长度有少许缺损,缝合有轻度张力时,在安放支架处进行吻合会有一些困难。

3.血管移植

断指再植时经常遇到血管有节段损伤或缺损。少量缺损,可以用骨质短缩、血管断端适当游离,或利用关节屈曲以克服血管缺损。如果缺损较多,应该做血管移植。移植血管最常用的是自体小静脉,有些情况下也应用自体小动脉移植,同种异体小血管的移植尚在实验研究阶段。

(1)自体小静脉移植:静脉作为移植材料,可以取材的部位很多,该术操作简单,对供区影响小,可以修复动脉或静脉的缺损。常切取足背、手背或前臂的浅静脉进行移植。

依血管缺损的长度和管径确定取材部位。取材部位应远离受区,应选用健康血管。切取时,沿血管切开皮肤,结扎其分支。在切下静脉的近心端用丝线结扎标记备用。切取静脉的长度要比缺损长 1～2 mm,以代偿回缩。

使用时自切取静脉段远侧断口插入冲洗针头,缓慢推注肝素化生理盐水,行液压扩张。其目的有二:一方面可解除血管痉挛;另一方面可检查是否有小分支遗漏结扎而进行补扎,以防移植后漏血(图 4-18)。

移植静脉修复动脉时,应将移植段倒置,静脉段的近心端与动脉的远心端对接,使血流方向顺应可能存在的静脉瓣方向。移植的静脉不应过长,以免通血后迂曲致血流不畅。一般是在缝合完一端后,轻柔地牵拉另一端,在移植的静脉稍呈张力状态下,剪除多余的静脉,再与动脉断端吻接,其长度即可适宜。

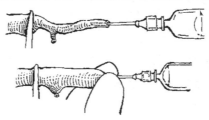

图 4-18　血管液压扩张

移植静脉修复静脉缺损时,移植的静脉段不需倒置。

(2)自体小动脉移植:只有在特殊情况下,采用小动脉移植来修复血管的缺损。如在断指再植时,切取次要侧的指动脉,修复优势侧动脉,不必行倒置吻合。

七、特殊类型的断指再植

(一)末节断指再植

随着显微外科技术的不断提高及对断指再植规律的不断认识,目前,末节断指再植的成功率已达 90% 以上,离断而能再植的平面已达指甲远 1/2 处水平。

末节手指血管解剖恒定,两侧指固有动脉沿指深屈肌腱的腱鞘两侧向远端走行,在指深屈肌腱止点远处形成指远侧掌横弓。约在甲半月线水平发出 3～5 条终末支,相互吻合成网,分布于指腹和甲床,终末支的外径为 0.1～0.3 mm,可供再植吻合。末节指背静脉起于指甲两旁,经甲床走向近侧,在甲根以近汇成末端静脉。掌侧静脉常位于指腹中央或偏尺侧,外径为 0.2～0.4 mm。

Yamano 将末节断指分为 3 区:Ⅰ区为指动脉远侧掌横弓以远的区域;Ⅱ区为远侧指间关节至指动脉远侧掌横弓之间的区域;Ⅲ区为末节指骨远侧 1/3 处至指间关节的区域。根据是否能在掌侧找到供吻合用的静脉,Yamano 将Ⅰ区断指分为 3 型:Ⅰ型为甲半月线处的离断,正好伤及指动脉弓,在指腹侧能够找到供吻合用的静脉;Ⅱ型为甲半月线以远的离断,掌侧难于找到适宜吻合的静脉,指动脉弓发出的终末支也受到损伤;Ⅲ型为指端的斜形离断,掌侧有时也可找到供吻合用的静脉(图 4-19)。

Ⅰ区的断指:指骨不做短缩对血管吻合无影响。清创时注意用 3% 过氧化氢及稀释的碘伏溶液冲洗骨端,用细克氏针做内固定。Ⅰ型和Ⅲ型断指可在掌侧找到供吻合用的动脉、静脉,直接吻合。Ⅱ型损伤,如果离断创面整齐且远断端骨质较少,可以原位缝合,不吻合血管;如果有可供吻合的动脉,应尽可能吻合,静脉血回流问题可通过扩大髓腔及拔甲渗血等方法解决。

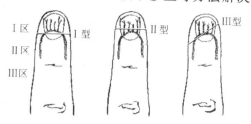

图 4-19　Yamano 末节断指分区及分型

Ⅱ区的损伤:如果指间关节有骨折或骨缺损,可做关节融合。儿童应注意保护骨骺,尽量不做关节融合,以免影响手指发育。该区动脉直径为 0.2～0.5 mm,静脉直径为 0.3～0.6 mm,血管吻合并不十分困难。

Ⅲ区损伤:应以短缩中节指骨为主,尽量保存远侧指间关节,修复屈、伸指肌腱,以利术后恢复活动。

手指末节组织少,低血流量供给即可成活。远侧指间关节即使做融合,对整个手指的功能影响亦不大。末节指神经丰富,少许缝接神经后即能恢复满意的感觉功能。末节断指再植后指腹多显饱满,外形美观。故一般对于末节指的离断,只要离断的指体条件允许,均可考虑再植(图 4-20、图 4-21)。

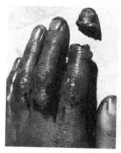
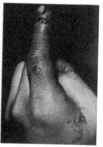

图 4-20　示指末节完全性离断,再植成功

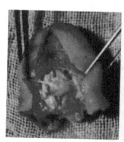
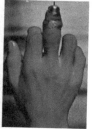

图 4-21　中指末节完全离断,指体有挫伤,但再植仍成活

(二)拇指旋转撕脱性离断的再植

拇指被高速旋转的机械缠绕和强力牵拉造成离断,是此类损伤的特点。各种组织抵抗暴力的程度不同而使离断平面不同。肌腱坚韧,故常从腱腹结合部断裂拉出。神经较血管能抗较强外力,故多呈鼠尾状从近端抽出一段。而血管多在断离平面附近断裂。

此类断指,程国良等提倡行组织移位再植,用示指固有伸肌腱、环指指浅屈肌腱或掌长肌腱,分别移位于拇长伸肌腱及拇长屈肌腱;将第2掌背静脉及示指桡侧指动脉移位,分别修复拇指背侧静脉及拇指指动脉;将示指尺侧指神经移位与拇指尺侧指神经吻合。再植指恢复良好的感觉及运动功能,是其他拇指再造手术所不能比拟的(图4-22)。

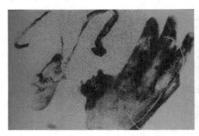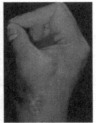

图4-22　拇指撕脱伤,再植成活

(三)多指离断的再植

由于受伤手指多,创伤严重,再植术的难度增大。特别是双手的多指离断伤,再植时工作量大,手术时间长,既要争取再植成功的手指数量,又要保障每个手指再植的质量,故而手术的设计与组织工作很重要。

双手多指离断的再植是繁重而艰巨的手术。为力争全部手指再植成活,在有条件的情况下,应组织多组手术人员轮替上台,保障手术人员以充沛的精力进行再植手术。为减少断指温缺血的时间,可将等待再植的断指置于4℃冰箱中冷藏,以提高成活率(图4-23、图4-24)。

(四)一指多段离断的再植

此类损伤系同一个手指有两段以上的离断。

一指多段离断的再植,手术难度主要在于每条血管的多个吻合口均要做到高质量吻合,以保证畅通。同时要尽可能保存骨关节的完整。一般是先进行离体指段间的再植,然后将其再植于手指近断端上。

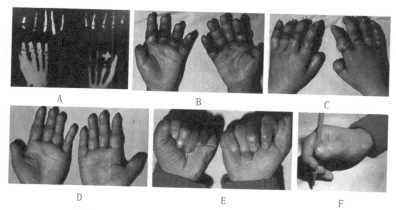

图 4-23 双手 10 指完全性离断, 8 指再植成功。

双侧拇指挤压变形,无再植条件。右拇指为踇甲皮瓣再造拇指。A.术前 X 线片;B、C.再植术 2 周后;D、E、F.再植术后功能恢复良好

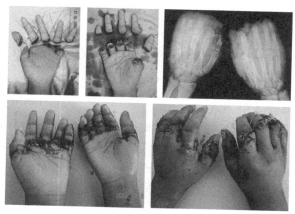

图 4-24 双手 10 指完全离断,再植成功

(五)小儿断指再植

小儿断指再植是指 12 岁以下儿童的断指再植手术。小儿手指的血管非常细薄,抗拉力小,容易痉挛。再植时应尽量少短缩骨骼,注意保护骨骺,一般不做关节融合。术后患儿应以飞机形胸、臂石膏夹板妥善制动,给予 3~5 天镇静剂非常必要。

术后观察与护理非常重要。这一环节如有疏漏,即使手术做得理想,仍可能导致失败。

第三节　断指再植术后晚期修复性手术

手工业机械的使用越来越普遍,致使手指离断伤发生率明显增高,虽然很多患者有机会得到再植,并且使再植的手指成活,但是,断指成活了不等于再植成功,再植成功是指恢复断指功能及美观,因此再植术后晚期并发症的修复或矫治颇为重要。

一、自体骨移植术

(一)手术指征

再植时骨缺损、骨折对合不良、内固定不牢、髓腔破坏严重,或软组织血供不良、骨感染,造成骨缺损或骨不连接者。自体骨移植术,供骨主要取自髂骨或桡骨远端的骨松质。

(二)麻醉

臂丛神经阻滞麻醉,取髂骨加硬膜外麻醉。

(三)手术步骤

以拇指近节指骨缺损为例。

(1)以指骨缺损处的横纹端侧方做纵向切口(长约 2 cm)直达指骨。

(2)清除指骨断端间的纤维瘢痕组织,咬除部分硬化骨,打通指骨髓腔。

(3)于桡骨远端背侧做纵向切口,分层次暴露桡骨远端,根据骨缺损大小切取合适骨块,两端修成菱形,插入指骨骨髓腔,克氏针贯穿固定(图 4-25)。术后用石膏托指板固定4～6周。

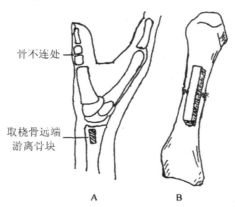

图 4-25　拇指近节骨不连髓内自体骨移植

A.取骨块;B.嵌入植骨

二、肌腱粘连松解与肌腱移植术

(一)手术指征

旋转撕脱或挤压撕脱性断指,肌腱、鞘管或肌腱床挫伤严重,或者断指平面位于Ⅱ区(无人区),修复操作粗糙,缝合方法不当,内固定时间过长,功能锻炼欠佳,常引起肌腱粘连或断裂者。需于再植术3~6个月后行肌腱粘连松解或肌腱移植重建术。

(二)麻醉

臂丛阻滞麻醉。

(三)体位

患者取仰卧位,臂外展置于患侧手术台上。

(四)手术步骤

以示指二区屈指的深肌腱粘连或断裂为例。

1.切口

在示指掌侧做"S"形或"Z"形切口至合适长度,仔细分离,避免损伤指固有动脉及神经,暴露指屈肌腱(鞘)。

2.肌腱松解术

锐性分离或剥离肌腱,向远、近端分离肌腱直至完全松解。注意保护滑车的完整性,特别是环状韧带的完整性,否则手指屈曲时会产生弓状畸形,影响手指的屈曲功能,如滑车已破坏不能保留,则重建屈肌肌腱滑车。术后第2天换药后即在保护下进行主被动功能锻炼。

3.肌腱移植术

(1)对肌腱已断裂或粘连变性严重者,则需行肌腱移植重建术。在原手术切口基础上,远端切至末节指腹。手掌部于远侧掌斜纹开始,向近端做3~4 cm弧形切口(图4-26)。切开皮肤、皮下组织及掌腱膜,掌腱膜应与皮瓣一同掀起,注意勿损伤掌浅弓血管及指总神经。显露手指和手掌部腱鞘后,锐性切开腱鞘(注意保留滑车),切除变性肌腱和瘢痕,指浅屈肌腱止点切断、切除。

(2)指深屈肌腱远端于抵止部切断,近端游离至无瘢痕正常组织或在蚓状肌水平切断,部分指深屈肌腱顺行撕脱破坏,可选同指或邻指屈指浅肌作为动力肌。在腕部及前臂中段做两个横切口,根据缺损长度取掌长肌腱(图4-27A)。将移植肌腱一端缝于近端动力肌腱,并用蚓状肌包埋以防粘连,另一端穿过保留或重建滑车,根据"手指阶梯排列"调整肌腱张力,用抽出缝合法固定至末节指骨或屈肌肌腱远侧断端上(图4-27B)。术后用石膏托将患指固定于屈曲位4周,拆除石膏,循序渐进行功能锻炼。

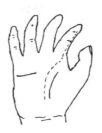

图4-26　示指屈指肌腱松解移植切口

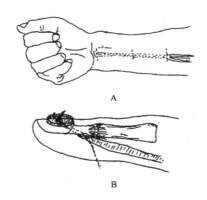

图4-27　取掌长肌腱(A)与指深屈肌腱重建(B)

4.滑车重建术

屈肌腱滑车已破坏或肌腱松解后残留的滑车系统不能有效地发挥作用,或肌腱移植重建时必须重建滑车才能有效地恢复手指功能。切口同"示指屈指肌腱松解移植切口",充分显露所有屈肌腱滑车系统,切除瘢痕化的肌腱和周围瘢痕,但必须保留没有瘢痕的正常腱鞘。应用切除不用的指浅屈肌腱、腕或踝屈支持带、掌长肌腱,制成长约6 cm、宽约0.25 cm的腱条,如果原屈肌腱鞘仍有满意的骨纤维边缘,将肌腱与其编织后再用褥式缝合固定。如果骨纤维边缘不完整,可将肌腱条围绕指骨包绕一周,并与自身用褥式缝合固定(图4-28)。术后根据屈肌腱松解或移植重建情况采取固定或有计划的功能锻炼。

三、关节功能重建与关节融合术

断指离断平面位于关节或关节破坏严重,再植后关节强直于非功能位,畸形严重,影响功能,或远端指间关节离断后槌状指畸形,指伸肌腱止点无法重建者,需做关节功能位融合术。第 2～5 指掌指关节离断或关节破坏功能丧失对功能影响较大,而且影响其他手指掌指关节活动度和力量,或术后伴有创伤性关节炎疼痛严重者,可行吻合血管跖趾关节移植重建术或人工掌指关节置换术。

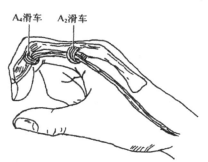

图 4-28　滑车重建术褥式缝合固定

(一)吻合血管跖趾关节移植术

该手术适用于重要示、中指单指掌指关节或近指间关节移植,但术后移植关节屈曲活动度限制在 30°以内,术前应慎重评估手术适应证。

(二)人工掌指关节置换术

1.适应证

掌指关节平面再植术后掌指或近指间关节破坏严重,关节非功能位畸形无法矫形,而皮肤软组织条件尚可者。

2.麻醉

臂丛阻滞麻醉。

3.切口设计

关节背侧横切口。

4.手术步骤

(1)暴露伸肌腱并纵行打开关节囊,切除部分关节囊及术野内所有滑膜组织。

(2)咬骨钳修整关节面残余骨组织,用髓腔锉逐号扩大两端骨髓腔,以容纳假体柄。

(3)在试模植入并确定尺寸后将安装假体套上金属环后按近远顺序插入髓腔,复位假体关节。

(4)复位伸肌腱,并缝合固定伸肌腱,恢复其对线并防止肌腱滑脱导致指体偏移,关闭切口。

5.术后处理

将移植关节固定伸直位,3周后拆除(骨移植患者延长至术后4~6周)。在指导下行功能康复训练。

(三)指间关节融合术

1.适应证

关节破坏严重,遗留严重创伤性关节炎,关节强直于非功能位,采取其他手术方法无法恢复功能,软组织如肌腱、关节囊等缺如无法重建者。

2.麻醉

臂丛阻滞麻醉。

3.体位

患者取仰卧位,臂外展置于侧方手术台上。

4.切口设计

背侧"S"形或"Z"形、指侧方纵向切口。

5.手术步骤

(1)逐层分离,暴露关节。

(2)切开骨膜及关节囊。

(3)以骨刀将近指间关节截骨呈掌屈40°位,远指间关节掌屈30°位(图4-29)。

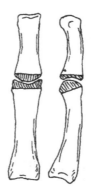

图 4-29 指间关节融合术

(4)交叉克氏针固定,必要时取骨松质移植,以促进早期愈合,闭合切口。

(5)术后处理:术后石膏托固定4~6周。

四、畸形矫正术

(一)成角、旋转畸形矫正术

(1)麻醉:臂丛阻滞麻醉。

(2)体位:仰卧位,臂外展置于手术台上。

(3)切口设计:以畸形的顶点为中心,于手指侧面正中做纵向切口。

(4)手术步骤:①切开皮肤、皮下组织,注意保护指动脉及神经。②切开畸形部位骨膜,并向两侧剥开。③根据成角畸形及旋转角度,用骨刀做楔形截骨或将指骨截断。④矫正后以交叉克氏针或指骨钢板内固定,闭合切口,见图4-30。

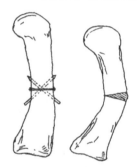

图4-30 指骨畸形愈合截骨矫形术

(5)术后处理:患指石膏托(夹板)外固定,逐步进行功能锻炼,4～6周骨折愈合后去除外固定,加大功能锻炼力度。

(二)锤状指及纽孔畸形矫正术

因肌腱缺损修复困难或遗漏修复侧腱束造成的肌腱张力不平衡所致的锤状指畸形、纽孔畸形等,可二期行肌腱移植修复或重建术。但锤状指畸形修复效果往往欠佳,如畸形严重影响功能,可行远指间关节融合术。

五、截指术

(一)适应证

(1)再植后断指的畸形明显,即使做了矫形手术亦未恢复外形及功能。

(2)神经缺损较多或顺行撕脱无法修复,再植指无感觉,指腹萎缩明显,易冻伤或烫伤,溃疡长期不愈合。

(3)并发感染、骨髓炎长期不能治愈。

(4)单指离断术后功能差影响其他手指功能。

（5）上述情况下为减轻患者痛苦或经济负担，在患者同意后可行截植术。

（二）注意事项

（1）应尽量保留残指长度，尤其是拇指，其次为中指、示指。为安装美容指或再造手指创造条件。

（2）残端皮肤缝合时应无张力，防止皮肤坏死或瘢痕增生，导致骨外露或残端痛。

（3）避免纵行残端瘢痕，导致残端挛缩，持物无力。

（4）指间关节离断时，应切除软骨面，残端修成弧形。

第四节　手部先天性畸形

一、桡侧纵列缺如

桡侧纵列缺如属于上肢肢芽桡侧一部分受到损害产生的一组畸形。桡侧纵列缺如，可分为桡骨发育不良、桡骨部分缺如（图4-31）、桡骨全部缺如（图4-32），可伴随有尺桡骨骨性联合（图4-33）。典型的表现为前臂短粗、向桡侧弯曲偏斜、拇指缺如、桡骨部分或完全缺如。尺骨弯曲、短缩粗大，舟状骨及大多角骨发育不良或未发育，同时合并有桡侧肌肉、肌腱、血管、神经、皮肤及皮下组织发育畸形。

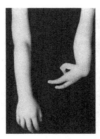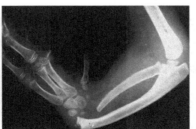

图 4-31　桡骨、腕骨、掌骨、指骨部分缺如

儿童时期，示指可能逐渐代偿拇指的部分功能。有的病例可用第 2 掌骨旋转截骨术重建拇指功能。

（一）手术适应证

（1）肘关节活动基本正常，不需要用球棍手来代偿其功能者。

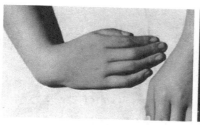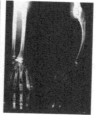

图 4-32　桡骨全部缺如

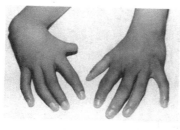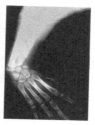

图 4-33　尺桡骨骨性联合

（2）成人已适应球棍手畸形生活，一般情况下无手术适应证。

（二）手术方法

1.尺骨下端中央移位术（图 4-34）

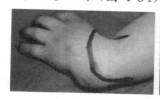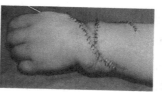

图 4-34　尺骨下端中央移位术

在腕桡背侧做"Z"形切口，在腕背侧切口向近端延伸至前臂尺侧中下 1/3 处，切开皮肤、皮下组织及腕部筋膜，从腕尺侧将伸肌腱整片剥离牵向桡侧，显露尺骨远端。将膨大的尺骨下端修正成圆形，在头状骨及月骨处用半圆凿凿出一半圆状的凹陷，以容纳修正后的尺骨远端。将尺骨远端置于腕骨凹陷内，用 1 枚克氏针经第 2 掌骨颈穿过尺骨远端做固定，此时手与前臂成一直线，桡侧偏斜畸形已纠正。冲洗伤口止血后，缝合筋膜、皮下组织及皮肤，用石膏托制动。

2.操作注意事项

修整尺骨远端要适当，明显的尺骨茎突要切除，以保证尺骨远端与腕骨有较好的对合。尺骨弯曲明显时要做截骨矫正。

(三)术后处理

术后石膏托制动4～6周。拆石膏托及拔克氏针后行功能锻炼,配合理疗。

二、尺侧纵列缺如

尺侧纵列缺如,又称尺侧球棍手畸形。Goller首先描述,是一种主要影响上肢尺侧部分的抑制性畸形。尺侧纵列缺如包括尺骨发育不良、尺骨部分缺如或尺骨全部缺如,有时可合并肱骨及桡骨骨性联合。常有尺侧列腕骨发育不全或缺如,以及环小指的缺如,但单独以第5掌骨和小指缺如的很少见。典型的表现为前臂短缩,常常向桡背侧弓形弯曲,手向尺侧偏移。此偏移部分是弓形弯曲造成的,部分是由手的尺侧面骨骼支撑不足或缺如所致。

可通过尺骨延长、桡骨楔形截骨术来矫正腕关节的尺偏畸形。如果肘关节发育不良,处在伸直位、过伸位或极度屈曲位,可通过截骨矫正使肘关节获得合适位置。桡骨头脱位如严重影响功能时,可行桡骨头切除术。手部合并其他畸形,可根据具体情况施行手术,矫正畸形。

(一)手术适应证

畸形严重,为改善功能及外形者可行手术治疗。

(二)手术方法

1.尺骨延长、桡骨楔形截骨矫正术

在尺侧面和桡侧面做纵形皮肤切口。切开皮肤、皮下组织,显露尺、桡骨,在骨膜下截骨。桡骨做楔形截骨,尺骨做"Z"形截骨,并松解尺骨远端和近侧腕骨之间的软组织。桡骨楔形截骨时,保留尺侧骨皮质完整。将桡骨向桡侧矫正后,用钢板螺丝钉固定。尺骨"Z"形截骨后,尺骨远端向前推移延长,用螺丝钉固定(图4-35)。

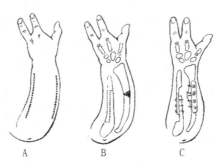

图4-35 尺骨延长桡骨楔形截骨矫正

A.切口;B.桡骨楔形截骨,尺骨Z形截骨;C.桡骨矫正后,用钢板

螺钉固定,尺骨延长后,用螺钉固定

2.尺骨远端切除、桡骨楔形截骨术

于前臂远端尺侧和前臂桡侧分别做纵向切口。切开皮肤、皮下组织,显露尺、桡骨。切除发育不全的尺骨远端,在骨膜下行桡骨截骨,矫正畸形后,采用钢板螺丝钉固定(图 4-36)。冲洗伤口,松开止血带,彻底止血后,缝合皮下组织及皮肤。伤口处放置橡皮引流条,包扎伤口,用石膏托制动。

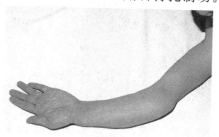

左尺侧纵列缺如体位像

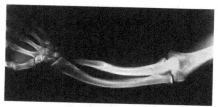

X 线片显示骨部分缺如,桡骨向尺侧弯曲

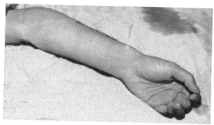

尺侧远端纵行切口,将尺骨远端切除,松解挛缩的瘢痕组织。桡侧中 1/3 正中切口显露桡骨,做楔形截骨,矫正尺偏后用钢板螺丝钉固定

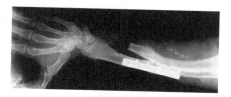

术后 X 线片

图 4-36　尺骨远端切除、桡骨楔形截骨术

3.操作注意事项

（1）术前要用X线片画线测量好截骨位置及截骨角度，以免使截骨过小或过大，影响畸形的矫正。

（2）在分离尺骨远端和近侧腕骨之间的软组织时勿损伤尺神经、尺动脉。

（3）对于尺骨完全缺如，而桡骨向桡背侧弓形弯曲的患者，只采用单纯桡骨楔形截骨，就可矫正手向尺侧偏斜畸形。

（三）术后处理

术后石膏托制动4～6周。拆石膏托后行功能锻炼。

三、先天性关节挛缩

先天性多发关节挛缩是指许多关节僵硬于不同位置的一种畸形，又称先天性多发关节强直，或先天性肌发育不全。

胚胎时期，大约在怀孕5周半，软骨的间叶开始发育为关节，7周时许多关节腔出现，8周时肢体可活动。所以，早期关节发育及开始运动时，关节及其邻近组织结构发育是非常重要的。

（一）原因

一般造成先天性关节挛缩症的原因有以下几点：

1.神经异常

神经异常是造成关节挛缩的最主要原因，如脑脊膜膨出、运动前角细胞缺陷、产前痉挛和某种大脑组织缺陷。

2.肌肉异常

肌肉发育不全，少见的胎儿肌病和偶见的进行性肌营养不良。

3.关节及邻近组织异常

骨性联合，关节发育不良，关节周围软组织挛缩等。

4.胎儿拥挤和压缩

如多胎，或因肾发育不全及早期持续性羊水漏溢造成的羊水过少。

先天性关节挛缩主要临床表现为关节似纤维强直，屈侧皮肤短缩，正常的皮肤纹消失，肌肉发育不良等。在挛缩的关节附近，骨和皮肤相连太近时，因局部皮下组织及脂肪组织发育不好而造成浅的皮肤凹陷。挛缩涉及的关节，轻的可为一两个手指，重者可涉及腕、肘、肩和整个下肢关节。

对先天性关节挛缩，早期可用弹性支具及石膏矫正，晚期可根据具体畸形对症治疗，如皮肤软组织、关节囊松解植皮，肌腱延长及移位，骨关节截骨矫正等手术。

（二）手术适应证

皮肤、关节囊挛缩，为改善功能及外观者。

（三）手术方法

1."Z"字成形，关节囊松解，游离植皮术

在第1指蹼、示指屈侧挛缩的皮肤分别做"Z"字成形后缝合切口。术后第1指蹼开大，示指可被动伸直。在中、环、小指屈侧做"∧"形切口，松解挛缩的皮肤。在屈指肌腱伸侧进入，松解挛缩近节指间掌侧关节囊，使手指伸直，用细克氏针将近节指间关节固定在伸直位。中、环、小指皮肤缺损区，用厚断层皮片移植，加压打包固定（图4-37～39）。

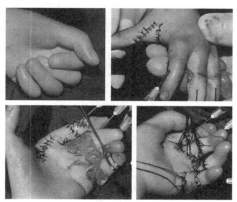

图4-37　虎口、示指"Z"形松解
皮瓣换位后，用针头将指间关节固定于伸直位，皮肤缺损区用皮片移植

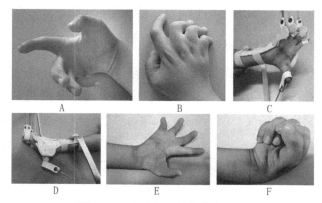

图4-38　右手先天性关节挛缩症
A、B.右手虎口及中环小指皮肤挛缩；C.右掌心、虎口及中环小指皮肤松解；D.植皮成活后，配制牵引支具行功能训练；E、F.术后两个月后手伸屈情况

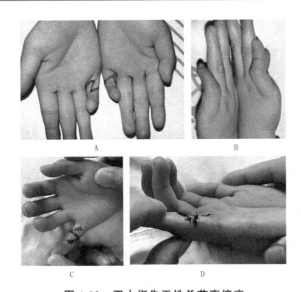

图 4-39 双小指先天性关节挛缩症

A、B.双小指先天性关节挛缩症,曾手术松解植皮,设计"Z"形字切口;C、D.

切开皮肤、皮下组织,松解关节,交换皮瓣后缝合切口

2.操作注意事项

(1)松解挛缩皮肤时,尽可能不要裸露出肌腱,以免不能接受游离植皮。

(2)松解挛缩的屈侧关节囊后,须用细克氏针固定关节于伸直位,以减少术后关节囊及游离植皮区复发挛缩。

(四)术后处理

石膏托制动2周,克氏针固定3周拔除。配合手部牵引支具及理疗,行功能锻炼。

四、先天性拇指狭窄性腱鞘炎

先天性拇指狭窄性腱鞘炎又称先天性拇指扳机指,Notta 最先描述了先天性拇指扳机指畸形。先天性拇指扳机指,多由拇指两籽骨处拇长屈肌腱鞘的 A_1 滑车发生肥厚、变窄。局部肌腱也在滑车的近端形成一小硬结,造成拇指指间关节被绞锁于屈曲位而不能伸直。在早期,当用力伸直拇指关节或被动伸直拇指关节时,会发生咔嗒声,有枪械扳机样弹响感,故称之为扳机指。拇长屈肌腱上的小硬结也可以出现于 A_1 滑车的远端,使拇指末节被绞锁于伸直位。

先天性拇指扳机指多发生于单侧,也可发生于双侧,较少合并其他手指的扳机指。临床检查除拇指末节发生屈伸障碍外,也可观察到掌指关节掌侧有组织增生并可扪及硬结。部分患者家长常不恰当地搓揉局部,导致屈肌腱鞘进一步

增生、肥厚和狭窄。到晚期,被动屈曲或伸直拇指末节亦相当困难。随着拇指间关节绞锁时间的延长和年龄的增长,到学龄后期,拇指指间关节将发生不同程度的皮肤和关节囊的继发挛缩,使拇指发生尺偏畸形。此时即使实施手术治疗,拇指末节的屈伸活动范围也常受到一定程度的影响。

先天拇指扳机指很少能获得自愈,在婴幼儿时期用可的松加普鲁卡因做鞘内注射,常会发生较重的药物反应。采用钩针(小针刀)经皮下切开腱鞘的方法十分不安全,不宜提倡。盲目地钩切腱鞘,容易损伤腱鞘旁的神经血管束和拇长屈肌腱。先天性拇指扳机指如经理疗、牵引等保守治疗无效,应争取在 3～4 岁前实行局部腱鞘切除术。

(一)适应证

矫正畸形,改善拇指屈伸活动。

(二)手术方法

腱鞘切除术。

(1)拇指掌指关节横纹近端做一横切口,切开皮肤、皮下组织后,即可用血管钳做钝性分离,充分显露拇长屈肌腱鞘的 A_1 滑车及屈肌腱在 A_1 滑车入口处的硬结。如锐性分离和显露屈肌腱鞘,很容易损伤紧靠腱鞘两旁的指神经血管束。

(2)于屈肌腱鞘 A_1 滑车的侧方纵行切开腱鞘,然后将屈肌腱鞘狭窄的部分彻底切除,被动伸直拇指指间关节,即可看到绞锁解除。拇长屈肌腱上的硬结在被动伸直和过伸拇指末节时,应完全不受腱鞘的阻挡。

(3)将拇长屈肌腱用肌腱拉钩轻柔提起,检查肌腱近段及腱鞘 A_1 滑车周围是否有粘连,如有粘连,需同时松解。

(4)冲洗伤口,彻底止血后缝合皮肤,包扎。

(三)操作注意事项

(1)术中勿损伤屈肌腱鞘两边的神经血管束。

(2)拇长屈肌腱上的硬结,虽呈梭形肿胀,但直接置于皮下,不会影响其活动范围,不应用手术刀或小剪刀削平硬结,否则术后容易造成肌腱粘连。

(四)术后处理

(1)术后包扎伤口应将拇指指间关节外露在敷料之处,并应在术后 24～48 小时开始进行拇指指间关节屈伸功能锻炼,以避免屈肌腱的粘连,影响手术治疗效果。

(2)术后 2 周拆线,可辅助物理治疗。

第五章

骨关节病变

第一节　化脓性关节炎

一、概述

化脓性关节炎是化脓性细菌引起的关节内感染。儿童多见,青少年次之,成人少见。化脓性关节炎常为败血症的并发症,也可因手术感染、关节外伤性感染、关节火器伤等所致。一般病变多系单发,儿童亦可累及多个关节,发病者男多女少,最常发生在大关节,以髋、膝关节多发,其次为肘、肩和踝关节。

二、病因病理

(一)病因

现代医学认为本病最常见的致病菌为金黄色葡萄球菌,约占85%左右。其次为溶血性链球菌、肺炎链球菌和大肠埃希菌等。婴幼儿化脓性关节炎常为溶血性链球菌引起。感染途径最常见的是血源性感染,细菌从身体其他部位的化脓性病灶经血液循环播散至关节;或从关节邻近的组织的化脓性感染蔓延而来;也可为关节开放性损伤、关节手术或关节穿刺继发感染。

(二)病理

化脓性关节炎的病理变化大致可分为3个阶段。其病变的发展为逐渐演变过程,而无明显的界限,有时某一阶段可独立存在,每一阶段的长短也不尽一致。

1.浆液性渗出期

关节感染后,首先引起滑膜充血、水肿、白细胞浸润;关节腔内有浆液性渗出,多呈淡黄色,内含有大量白细胞。此阶段无关节、软骨破坏。如能治疗得当,关节功能可恢复正常。

2.浆液纤维蛋白性渗出期

炎症继续发展,渗出液增多,因细胞成分增加,关节液混浊黏稠,内含脓细胞、细菌及纤维蛋白性渗出液。关节感染时,滑膜出现炎症反应,滑膜和血管对大分子蛋白的通透性显著增高。通过滑膜进入关节腔的血浆蛋白增加,关节内有纤维蛋白沉积,常附着于关节、软骨表面,妨碍软骨内代谢产物的释出和滑液内营养物质的摄入,如不及时处理,关节、软骨失去滑润的表面,关节滑膜逐渐增厚,进而软骨面破坏,关节内发生纤维性粘连,引起关节功能障碍。

3.脓性渗出期

渗出液转为脓性,脓液中含有大量细菌和脓细胞,关节液呈黄白色,死亡的多核白细胞释放出蛋白分解酶,使关节软骨溶解破坏,炎症侵入软骨下骨质,软骨溶解,滑膜破坏,关节囊和周围软组织发生蜂窝织炎,形成关节周围软组织脓肿。如脓肿穿破皮肤,则形成窦道。病变严重者,虽经过治疗,得以控制炎症,但遗留严重关节障碍,甚至完全强直于非功能位。

三、临床表现与诊断

(一)病史

患者一般都有外伤史或其他部位的感染史。

(二)症状与体征

1.全身症状

急骤发病,有寒战、高热、全身不适等菌血症表现。

2.局部表现

受累关节剧痛,并可有红肿、热、压痛,由于肌肉痉挛,关节常处于屈曲畸形位,久之,关节发生挛缩,甚至脱位或半脱位。

四、实验室检查

(一)血液检查

白细胞计数增高,中性粒细胞比例增加;血培养可为阳性。

(二)关节穿刺

关节穿刺和关节液检查是确定诊断和选择治疗方法的重要依据。依病变不同阶段,关节液可为浆液、黏稠混浊或脓性,涂片可见大量白细胞、脓细胞和细菌,细菌培养可鉴别菌种并找到敏感的抗生素。

(三)影像学表现

X 线检查及 CT 三维扫描早期见关节肿胀、有积液、关节间隙增宽;以后关节间隙变窄,软骨下骨质疏松被破坏;晚期有增生和硬化,关节间隙消失,关节呈纤维性或骨性融合,有时尚可见骨骺滑脱或病理性关节脱位。

五、诊断与鉴别诊断

本病早期根据全身、局部症状和体征,实验室检查及影像学检查,一般可以得出化脓性关节炎的诊断。但某些病例须与风湿性关节炎、类风湿性关节炎、创伤性关节炎和关节结核鉴别。

(一)风湿性关节炎

风湿性关节炎常为多关节游走性肿痛,抗"O"检查常阳性,关节肿胀消退后,无任何后遗症。关节液细菌检查阴性,抗风湿药物有明显效果。

(二)类风湿性关节炎

类风湿性关节炎常见为多关节发病,手、足小关节受累,类风湿因子(RF)检查常为阳性;关节肿胀、不红;患病时间长者有关节畸形和功能障碍。

(三)创伤性关节炎

患者有创伤史,发展缓慢,负重或活动多时疼痛加重,可有积液,关节活动有弹响,休息后缓解,一般无剧烈疼痛。骨端骨质增生。创伤性关节炎多发于负重关节,如膝、髋关节。

(四)关节结核

患者起病缓慢,常有低热、盗汗和面颊潮红等症状,全身中毒症状较轻。关节局部肿胀疼痛,活动受限,但多无急性炎症症状。早期 X 线检查显示可无明显改变,以后有骨质疏松、关节间隙变窄,并有骨质破坏,但少有新骨形成。必要时行关节液检查或滑膜活检有助于区别。

六、治疗

原则是早期诊断,及时正确处理,内外同治,保全生命,尽量保留关节功能。

(一)全身治疗

全身支持疗法,改善全身状况。患者卧床休息,补充足够的液体,注意水、电解质平衡,防止酸中毒;给予足够的营养,如高蛋白质、多维生素饮食;必要时,少量多次输以新鲜血,以减少全身中毒症状,提高机体抵抗力。

（二）抗生素治疗

抗生素的应用是治疗化脓性关节炎的重要手段。应及早采用足量、有效、敏感的抗生素，并根据感染的类型、致病菌种、抗生素药敏试验结果及患者机体状态选择抗生素，并及时调整。若未找到病原菌，应选用广谱新型抗生素，如头孢菌素等。不可为了等待细菌培养及药物敏感试验结果而不尽早使用抗生素以致延误病情，以免失去有效抗生素治疗的最佳时机。抗生素的使用时间：体温下降、症状消失后 2 周。

（三）局部治疗

早期患肢制动，应用夹板、石膏、支具固定或牵引等方式制动，限制患肢活动，可防止感染扩散，减轻肌肉痉挛及疼痛，防止畸形及病理性脱位或在非功能位强直，减轻对关节软骨面的压力。一旦急性炎症消退或伤口愈合，即开始关节的主动及轻度的被动活动，以恢复关节的活动度。关节已有畸形时，可应用牵引逐步矫正。不宜采取粗暴的手法，以免引起炎症复发及病理性骨折等并发症。后期 X 线检查显示关节软骨面已有破坏及骨质增生，关节强直已不可避免时，应保持患肢于功能位，使其强直于功能位。

（四）手术治疗

根据病变轻重、发展阶段及时选择外科处理。若关节内脓液形成，应尽早切开排脓。如关节破坏严重，功能丧失，必须使关节强直固定在功能位，以免关节非功能位强直而严重影响功能。对于关节强直在非功能位者，在炎症治愈 1 年后，才可行手术矫形或关节成形术，以防止炎症复发。

1.关节穿刺及冲洗

关节穿刺除用于诊断外，也是重要的治疗措施。其目的为吸出关节渗液，及时冲洗出纤维蛋白和白细胞释出的溶酶体等有害物质，避免对关节、软骨造成不可逆的损害，术后局部注入抗生素或行关节腔灌注冲洗，也可用关节镜进行冲洗。

2.关节切开引流术

经过非手术治疗无效，全身和局部情况如仍不见好转，或关节液已成为稠厚的脓液，或病变在较深的大关节、穿刺难以成功的部位者，应及时切开引流，用大量的生理盐水冲洗，去除脓液、纤维块和坏死脱落组织，注入抗生素，伤口用抗生素滴注引流或做局部湿敷，以控制感染和防止关节面软骨被破坏，缓解疼痛，防止肌肉挛缩和关节畸形。

3.关节矫形术或关节成形术

严重的化脓性关节炎,未及时采取有效的措施,遗留严重畸形,有明显功能障碍者,可以考虑行矫形手术或关节成形术。对于关节强直于功能位无明显疼痛者,一般无需特殊治疗;如果关节强直于非功能位或有陈旧性病理脱位者,须行矫形手术,如关节融合、截骨矫形术或关节成形术等。手术须在炎症治愈 1 年后才可以进行,以防止炎症复发。

第二节　类风湿关节炎

类风湿关节炎(rheumatoid arthritis,RA)是一种慢性系统性炎性关节疾病,伴全身性症状,病因和发病机制不明,主要特征是多关节、对称性受累,滑膜病变,如炎症持续,可导致关节破坏、畸形,终至功能障碍、致残。关节外表现有类风湿结节、动脉炎、神经病变、巩膜炎、心包炎、淋巴结肿大,肝、脾大也常见。

一、发病情况

本病发病率为 0.3%～1.5%,女性多发,是男性的 2～3 倍,任何年龄均可发病,有家族趋向。本病多关节发病约 70%、小关节 60%、大关节 30%,单关节则多侵及膝关节(50%),以小关节发病居多。

二、病因

内分泌、代谢、营养、遗传及环境因素可能对病程有影响,但与病因无关。

类风湿因子(RF)是针对人类 IgG Fe 段 $C-r_2$ 及 $C-r_3$ 同源区抗原决定簇产生的特异性抗体,在 RA 血清中有更高的阳性率,但无诊断意义,仅作参考(表 5-1)。

表 5-1　RF 在各种疾病的发生率

疾病	RF 检出率(%)
类风湿性关节炎	79.6
系统性红斑狼疮(SLE)	28.9
干燥综合征	95.0
原发性干燥综合征(PSS)	50.0
冷球蛋白血症	90.0
混合性结缔组织病(MCTD)	25.0

续表

疾病	RF 检出率（%）
多发性肌炎	20.0
皮肌炎	10.0
巨球蛋白血症	28.0
少年性类风湿性关节炎	10.0
急性细菌性心内膜炎	40.0
慢性肺间质纤维化	35.0～60.0
硅沉着病	30.0～50.0
肝硬化	53.8
慢性肝炎	36.7
急性肝炎	28.9
肝癌	27.8
结核	10.0
60 岁以上老年人	15.0～50.0

三、病理

最早是微血管损伤改变,滑膜下组织水肿,滑膜细胞增生,小血管炎性变和血栓机化而闭塞,晚期滑膜水肿、增生、肥厚。

节段性血管改变是一固有特征,表现为静脉扩张、毛细血管阻塞、血栓形成、血管周围出血,滑膜中淋巴细胞多是 T 细胞和抗体形成细胞,滑膜下层浆细胞主要含 IgG,具抗免疫球蛋白活性。

随病变进展,血管翳侵蚀,破坏软骨,终至关节融合(图 5-1、5-2)。

四、发病机制

(1)炎症和组织损伤,使免疫复合物的反应沉积,经趋化吸引作用,血管翳侵犯软骨。

(2)细胞免疫作用:T 细胞处于激活状态。

(3)滑膜中有巨噬细胞和带刺样树突的细胞,有 DR(La)抗原,功能为递呈抗原,产生白介素-1(IL-1),诱导抗体生成,刺激滑膜细胞,软骨细胞和破骨细胞形成破坏软组织、软骨和骨的化学物质。

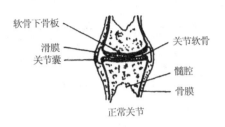

正常关节

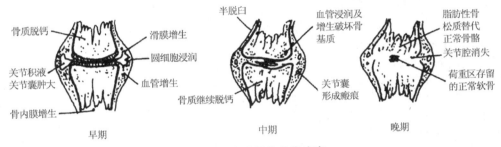

早期　　　　　　　　　　　中期　　　　　　　　　　晚期

图 5-1　类风湿关节炎病变

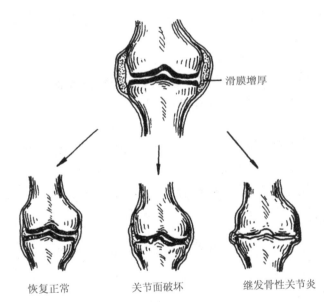

恢复正常　　　　　　　关节面破坏　　　　　　继发骨性关节炎

图 5-2　类风湿关节炎的结局

急性期:滑膜增厚,继之软骨面破坏根据病变程度和治疗可有不同归宿

(4)血管翳破坏性最大,可溶解胶原和蛋白聚糖。

五、临床表现

本病多慢性发作,偶有急性,发作病程长,可持续 10 年。

开始时,患者有疲乏、衰弱、消瘦、贫血、肌痛、手足发麻等,随之出现小关节肿痛,常发生于小骨关节近端手指(趾),关节疼痛、压痛、红肿、强直,呈对称性,滑膜增厚,功能受限,终致畸形和肌萎缩(图5-3)。

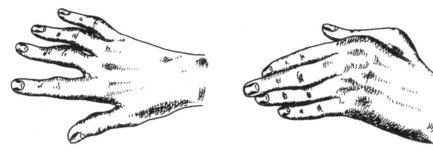

早期类风湿关节炎—近侧指间关节肿大　　晚期类风湿关节炎—掌指关节肿大,手指尺侧偏斜

图 5-3　手部类风湿关节炎病变

患者一般常有晨僵,轻度发热,淋巴结肿大,少数(约1/5)可有急性发作,多为间歇性发作,随时间推移,转为持续性。缓解期的表现为晨僵<15分钟,无疲乏感,无关节痛,活动时无压痛或疼痛、软组织不肿、血沉<30 mm/h。

慢性期依据功能情况予以评价。

1级:正常。

2级:功能受限中度,可正常活动。

3级:功能受限明显,不能自理。

4级:不能工作,用轮椅或卧床。

本病可累及任何关节,以手、腕、膝多见。关节外表现是多方面的,周围软组织、皮下结节(20%～25%)无症状性,肘、枕、骶部易发;出现血管炎、皮肤呈现色斑,多见于指腹、甲褶;腱鞘炎(65%)见于手腕;滑囊炎、肌萎缩、韧带松弛均可发生。

可出现急性心包炎。肺部偶有胸膜炎积液、胸膜下结节和炎症。病变累及神经系统出现神经炎。

实验室检查血沉快,抗“O”、RF试验均阳性,滑液有改变(表5-2),活检显示炎性变。

X线检查早期显示关节周围软组织肿胀,随后出现脱钙、骨质疏松(近关节端而非骨干中部,随后加重乃至广泛脱钙),稍晚关节、软骨破坏、关节间隙变窄、囊变,肌萎缩,可发生半脱位或脱位,晚期脱钙更重,关节间隙消失,关节强直。

表 5-2　关节液的改变

关节情况	白细胞总数($\times 10^{-6}$L)	多核白细胞数($\times 10^{-6}$L)	黏液蛋白凝块
正常	…～60	…～6	良好
类风湿关节炎	500～230 000	3～97	不佳
淋菌性关节炎	1 600～250 000	50～100	不佳
风湿性关节炎	1 000～50 000	2～98	良好
结核性关节炎	500～100 000	2～80	不佳
Reiter 综合征	1 000～35 000	25～90	不佳
创伤性关节炎	50～8 000	3～90	良好
痛风性关节炎	1 000～70 000	0～99	不佳

六、诊断与鉴别诊断

本病晚期受累关节已严重破坏并畸形,结合发病情况、临床表现和 X 线检查显示,诊断并不困难。但在早期,单关节受累,则诊断较困难,必须仔细鉴别。

美国风湿病学会的诊断标准将 RA 分为四类即典型、肯定、大概和可能。标准共 11 条,典型 RA 应有 7 条,1～5 关节症状和体征至少持续 6 周,若在"除外"项内有任何一条,也不能定为典型 RA。肯定 RA 应有 5 条,1～5 关节症状和体征至少持续 6 周,若在"除外"项内有任何一条,不能算是肯定 RA。大概 RA 应有 3 条,1～5 条中至少有一条持续 6 周,若"除外"项内有任何一条,不能认为是大概 RA。可能 RA 应有两条,关节症状至少 3 周,若在"除外"项内有任何一条,即不算是可能 RA。

所订 11 条标准如下。

(1)晨僵:持续 15 分钟。

(2)检查时至少一个关节在活动时疼痛或压痛。

(3)至少有一个关节肿胀,是软组织肥厚或积液,而非骨质增生,不少于 6 周。

(4)至少有另一关节肿胀,无关节症状的缓解期,间隔时间不超过 3 个月。

(5)对称性关节肿胀,同时侵及机体两侧同一关节,近侧指间、掌指或跖趾关节受累时,不要求绝对对称,远侧指间关节受累不在此标准内。

(6)在骨隆突处,肢体伸侧或关节旁有皮下结节。

(7)典型 RA 的 X 线检查显示不仅有退行性变(骨质增生),还有周围的骨质疏松(脱钙)。

（8）凝集试验阳性，或链状菌凝集试验阳性。前者要求在两个实验室内用任何方法能找出类风湿因子，而此实验室的水平表明对正常对照组阳性不＞5％。

（9）滑液内的黏液素沉淀不良即黏蛋白凝结差，混浊液内呈碎片。

（10）滑膜有典型的组织学改变，有以下 2 个或 3 个以上的变化：①显著绒毛肥厚，表层滑膜细胞增生，排列呈栅栏状。②慢性炎性细胞明显浸润，主要是淋巴细胞或浆细胞，并有形成淋巴样结节的倾向。③在表面或组织间隙内有坚实纤维蛋白的沉积、细胞坏死灶。

（11）皮下结节内典型的组织学变化，表现为肉芽肿病灶，并有细胞坏死的中心区，中层呈栅栏状增生的巨噬细胞，外围是纤维化和炎性细胞浸润，主要位于血管周围。

本病常以多种形式出现，因而需要与其鉴别的疾病很多，包括强直性脊柱炎、感染性关节炎、关节结核、痛风、血清阴性关节炎等（表 5-3～表 5-5）。

表 5-3　类风湿关节炎的鉴别

鉴别要点	类风湿关节炎	风湿性关节炎	淋菌性关节炎
年龄	多在 15 岁以后生育期女性	第一次发作多在 15 岁以前，可见于任何年龄	常见于 20～40 岁可见于任何年龄
性别	多在女性	男女无差别	男性多见
发作史	亚急性或慢性	急性	急性
上呼吸道感染	常见	80％～90％可见	10％
淋病史及症状	—	—	＋
局部皮肤	无炎症、发凉	有炎症	有炎症
疼痛、高热	±	＋＋	＋
皮下结节	10％～20％	15％	—
腱鞘炎	＋	—	＋＋
游走性症状	＋	＋	—
侵及肺及胸膜	少	常见	无
浆液性结膜炎	无	极少	可见
关节永久性破坏	可见	无	常见且严重
X 线检查表现	晚期关节强直	软组织肿胀	骨质破坏
关节液化验	无菌（±）	无菌	淋菌（25％）
淋球菌椎体固定试验	—	—	＋（80％）

鉴别要点	类风湿关节炎	风湿性关节炎	淋菌性关节炎
溶血性链球菌凝集试验	＋	－	－
心电图	－	可有心脏病变	－
水杨酸钠疗效	暂时好转	良好,迅速有效	无效
磺胺类及抗生素疗效	稍有效	无	良好

表 5-4　类风湿关节炎与骨关节炎的鉴别

类风湿关节炎	骨性关节炎
无外伤史	每有外伤史
多在 20～40(<35)岁发病	50～60(>35)岁发病
患者多瘦长,体重不足	多肥胖、过重
常有前驱症状	无
无血管硬化	有
急性发作,渐转为慢性	慢性
可有全身感染症状	无
多侵及近侧指间及掌指关节	多侵及远侧指间关节
多数呈对称性	少数关节发病,不对称,多负重关节
常有局部病灶	无
有皮下结节(10%～20%)	无
游走性关节痛	无游走性
进行性病程	可停顿或轻度进行性
关节周围软组织肿胀	无
有关节积液	无
肌萎缩明显	无或少
关节畸形、强直	无强直
白细胞计数增高,贫血,血沉快	正常
溶血性链球菌凝集试验阳性	阴性
X线检查显示骨质疏松,关节间隙狭窄,骨性强直	骨质致密,骨赘形成

表 5-5　类风湿关节炎与痛风性关节炎的鉴别

鉴别要点	类风湿关节炎	痛风性关节炎
性别	女与男之比 2～3∶1	多发于男性
年龄(岁)	20～45	＞35
发作史	迟缓	急性
病程	长	有间歇期
家族病风史	—	＋
前驱症状	＋＋	—
侵及多个关节	＋	最初常为单个关节
疼痛	轻,休息后好转	剧痛
对称性关节发病	＋	
关节梭形肿大	＋	肿大,不对称,不整齐
侵及踇趾	—	多数侵袭
皮下结节	5％	—
伴发鹰嘴滑囊炎	—	＋
肌萎缩	常见	少见
关节强直	＋	—
痛风石	—	50％
血尿酸	正常	发作时增高
秋水仙碱疗效	无效	症状消退
链球菌凝集试验	±	
X线改变	骨质疏松	骨质破坏区

七、治疗

(一)一般原则

(1)其为全身性疾病,发病情况差异很大,治疗应个体化,并争取患者与家属的配合,方易奏效而有成。

(2)治疗目的为缓解疼痛、控制炎症、减少药物不良反应和保护肌肉关节功能,使患者回归生活。

(3)"金字塔"治疗方案,基本内容包括环境、休息、营养、社会服务、理疗、职业疗法、骨科处理、药物控制等(图5-4)。

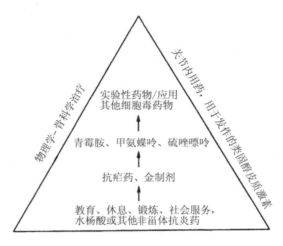

图5-4 金字塔治疗方案

(二)药物治疗

1.药物及其分类

(1)一线药物:作为首选,主要有水杨酸类和其他非甾体抗炎药(NSAIDs)两类,药物可抑制环氧化酶(Cox)活性,缓解炎症反应,减少前列腺素和缓激肽水平,达到缓解症状。

NSAIDs各人反应不同,因人而用,对病情进展无作用,不能阻止其恶化,但能缓解症状,有止痛、抗炎、解热即对症治疗作用。

NSAIDs的毒副作用主要是消化道溃疡,可高达35%,故主张不同时用2种以上这类药物,避免加大不良反应,或应用其中的Cox2抑制剂,高危、低血容量、应用利尿剂者慎用。

常用药物有多种。①水杨酸类:常用阿司匹林,已有肠溶制剂可减少胃黏膜不良反应。非乙酰化水杨酸类有三硅酸胆碱镁、二氟尼柳。②吲哚类:吲哚美辛,普通型25 mg;缓释型75 mg。③丙酸衍生类:不良反应少,常用布洛芬、萘普生(半衰期长)。④灭酸类:甲氯灭酸钠。⑤喜康类:吡罗昔康半衰期长(30～86小时)。⑥吡唑酮类:保泰松已少用。

(2)二线药物:为慢性作用药(SAARDs)。

1)改变病情药(DMARDs)。①金制剂:抑制炎症,改变RA病程,对血清阳性和早期患者效果好。如硫化葡萄糖金,第1周10 mg肌内注射,第2周25 mg,以后每周50 mg,总量超过1 g时减为每隔1周1次,然后每3～4周1次。不良反应大,可有皮疹、剥脱性皮炎、口腔溃疡、粒细胞计数减少、血小板计数减少、再生障碍性贫血、蛋白尿。金诺芬 3 mg,2 次/天,口服持续 3～5 个月。②抗疟药:羟氯喹 200 mg,2 次/天。氯喹 250 mg,2 次/天。③青霉胺 500～750 mg,1 次/天,维持量 250～500 mg,需监测血尿。④其他:布西拉明为半胱氨酸的衍生物,类似青霉胺,毒性小,作用是抑制淋巴细胞浸润,调节免疫功能,用量 100 mg,每天 1 次,增至 300 mg,每天 3 次,稳定后 100 mg/d,持续 1 年。雷公藤:雷公藤苷 300 mg,3 次/日。

2)细胞毒药物。①甲氨蝶呤(MTX)为叶酸类似物,有免疫抑制作用,抑制滑膜炎症,5～25 mg/w。②环磷酰胺 50～100 mg,每天 2 次。③硫唑蝶呤 1.5～3.0 mg/(kg·d)。

(3)三线药物:主要为糖皮质激素,有抗炎和免疫抑制作用,不能阻止关节破坏的进展。适应于控制活动性 RA 而一线药物无效,肝、肾功能受损不宜使用二线药物,合并关节外病变者。开始剂量应<15 mg/d,逐渐减至 7.5 mg/d,可全身或关节内注射。

(4)四线药物:即免疫抑制剂。RA 发病与免疫有关,免疫抑制剂可阻断不良反应并干扰炎症形成,从而改变 RA 进展,可口服Ⅱ型胶原、抗 TNF-α 单克隆抗体、抗 IL-1 单克隆抗体等。

2.联合治疗

联合治疗可发挥各类药物作用以提高疗效,要求选用合理,现已不提倡。

3.治疗方案

(1)先确定 RA 活动情况,再进行治疗(图 5-5)。①缓进性 RA:开始用 NSAIDs、小剂量糖皮质激素或羟氯喹。②侵袭性 RA:早用 DMARDs,一般用 MTX。

(2)综合治疗:早期 RA 重在药物治疗,联合用药,进入慢性期则需采用综合治疗,可行滑膜切除以阻止病情进展,术后结合 DMARDs 和功能锻炼,配合理疗。

(三)物理措施

包括理疗、肢体活动和支具(夹板、手杖)。

(四)特殊并发症的治疗

(1)类风湿性血管炎:发病率＜1％,主要为皮肤表现,对症处理。

(2)费尔蒂综合征:有肝、脾大,粒细胞减少,治疗用 MTX、金制剂,可考虑脾切除。

(3)寰枢椎半脱位:牵引或支具治疗。

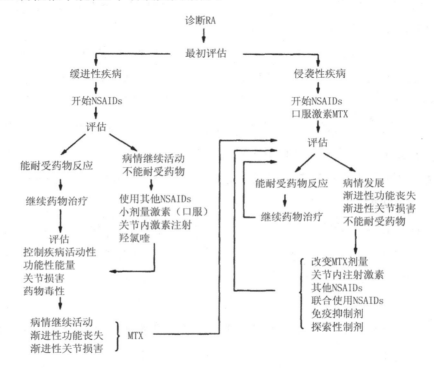

图 5-5 RA 的治疗

(五)手术治疗

可采用非介入性药物滑膜切除,用^{32}P、^{198}Au 或 qY、^{165}Dy 关节内注射,以杀死滑膜细胞,软骨已有破坏者不宜用。Ⅰ、Ⅱ期 RA 可行滑膜切除,减轻负荷,但滑膜1～3 年可再生。关节内注射激素也可消除炎症。

根据具体情况可采用多种手术,如人工髋关节置换、腕关节的尺骨小头切除、膝部截骨或融合术,以重建功能、纠正畸形、获得稳定。

第三节　神经性骨关节病

一、概述

引起关节病变的原因很多,其中一类关节的损害是神经系统疾病所致,称之为神经性骨关节病。由于这类骨关节的变化是发生在神经系统受累的基础上,因此骨关节的症状出现在神经系统疾病症状之后,关节受累位于神经体征侧肢体,受累关节呈进行性退变,关节发生严重畸形和不稳,局部多为无痛性肿胀,无发红、发热表现等特点。

二、病理生理机制

(一)病因学

常见病因为脊髓结核、脊髓空洞症和糖尿病,其次为外伤性截瘫、周围神经损伤、脊柱裂、脑脊膜膨出、麻风和雅司病等。其中以梅毒病引起的脊髓结核最具代表意义,且近年有死灰复燃之势。

(二)病理生理学

中枢性或周围性神经受累,以致关节的感觉营养神经功能障碍,加上日常生活中的反复创伤,导致骨、软骨、关节以及周围组织的代谢障碍。关节软骨发生退行性变,并继发软骨碎裂,软骨下骨质破坏和吸收。无规律的修复反应产生大量新骨和明显的象牙样骨质硬化,在关节边缘可有大块骨赘增生,关节面变浅,轮廓增宽,关节囊增厚肥大,有时可有大量积液。由于失神经支配,关节囊和韧带松弛,关节活动度加大。机械性损伤将使关节骨端反复产生小块骨折,易于产生半脱位和脱位,并加重关节的损伤性病变。

三、临床表现

不同类型的神经病变,其受累关节的部位也各异。临床表现主要分为原发性神经系统疾病与受累关节局部症状两大类。受累关节位于具有神经病变体征侧肢体,可表现为局部无痛性肿大,运动范围过度和运动时有摩擦音,这样的关节被称为沙尔科关节(Charcot关节)。

目前,大多数神经性关节病变患者都有糖尿病合并周围神经病变。这类患者常常表现为前足、中足、踝关节和跖趾关节疼痛,发热,影像学检查有异常表现如软组织肿胀和骨密度降低提示早期感染的存在。由神经性梅毒导致的神经性关节病常常表现为单个关节受累,如膝、髋、踝关节,低位中轴骨发生率较低。

上肢神经性关节病常由脊髓空洞症引起,常常累及近端关节,如肩关节。关节肿胀、发热及疼痛,一些患者还会出现半脱位。运动性共济失调、糖尿病神经病变、先天痛觉缺失和脊髓神经管闭合不全患者常常发生自发性骨折和脱位,如果未予治疗,会加快神经性关节病形成和发展。

膝关节是 Charcot 关节病最常累及的大关节之一,表现为关节的退行性变、畸形与骨质破坏和关节不稳,常常保守治疗无效。大多数患者表现严重畸形、严重骨缺损、韧带松弛、关节不稳或功能不良。

四、相关检查

X 线检查见关节膨大和关节半脱位,骨端硬化,晚期骨质破坏(图 5-6);骨骼畸形,并在邻近皮质的地方有明显的新骨形成。关节边缘可见到形状不规则的巨大骨赘,脱落后形成大量关节内游离体,此为本病特征性改变。

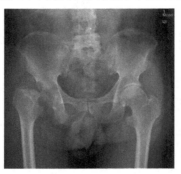

图 5-6 右髋关节 Charcot 关节病,股骨头、髋臼破坏

五、诊断

神经性关节病的诊断依赖于仔细地询问病史,综合分析。影像学检查改变是神经性关节病存在的第一线索。关节积液、软组织肿胀和骨赘形成,是神经性关节病早期表现,但不具有诊断价值。滑膜和关节周围组织中骨和软骨断裂碎片具有早期诊断价值,而神经系统体征的发现对确诊神经性关节病是至关重要的。晚期神经性关节病表现为软组织影增大,明显关节积液、骨折、塌陷和软骨下骨吸收,骨性增生表现为骨赘形成和骨硬化。

六、治疗

神经性关节病的关节改变与神经系统疾病密切相关。所以,首先应注重对原发病的治疗。关节肿胀,皮肤苍白、发凉等症状可随神经病变的改善而减轻或消失。对具有锥体束损害肢体瘫痪者应鼓励其尽早开始功能锻炼,防止肌肉失用性萎缩和关节挛缩。对关节运动严重受限、肌肉萎缩明显、关节畸形显著而很难恢复者,应采用功能位固定关节。

手术治疗应十分谨慎,目前主要有关节融合和关节置换术。关节融合术的成功取决于充分进行了骨截除和关节清理,彻底切除了滑膜和坚强的内固定。目前已有成功进行了髋关节置换术的报道,术后疼痛得到有效的缓解,但术后容易发生关节半脱位和松动。也有一些关于 Charcot 关节病患者成功全膝关节置换的报道。

第四节　剥脱性骨软骨炎

一、概述

剥脱性骨软骨炎是局限性关节软骨和软骨下骨一并脱落或部分分离,进入关节内,引起的骨关节病。

二、病理生理机制

其病因尚未明了,当前有外伤、骨软骨缺血坏死、遗传性、内分泌紊乱及全身情况等学说。也有学者认为,很可能是多种原因引起本病。主要病理学改变是关节软骨面发生崩裂分离、脱落吸收和脱落钙化 3 种改变。

三、临床表现

本病好发于 16～25 岁的男性。发病关节以膝关节居多,亦可见于肘关节、踝关节但后者十分少见。主要症状以关节内交锁为多见,且伴有关节肿胀及疼痛,尤以行走时为剧,当负重力集中在其损害区域软骨面时,则出现剧烈疼痛和交锁征。如此反复刺激则造成关节肿胀及滑膜肥厚。

四、相关检查

X 线检查可见关节间隙狭小,关节表面不光滑,软骨下骨密度增高;软骨脱落于关节内成为游离体,并可钙化;关节面高密度区不规则(图 5-7)。晚期可见关节增生骨赘,骨密度增高更为严重,有关节积液,严重者关节明显畸形。

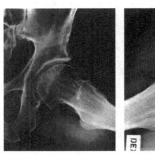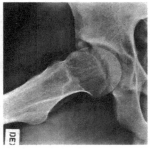

图 5-7　髋关节剥脱性骨软骨炎

髋关节间隙狭小,股骨头表面不光滑,软骨下骨密度增高。髋臼

负重区骨密度尤高,表面不光滑

MRI 检查较 X 线检查有更好的分辨能力,在早期能发现软骨水肿,在游离体形成前,能够明确是否有蒂相连,另外还能发现小的游离体、关节积液等。

关节镜检查作为一种较小创伤的方法,一直被认为是评价关节软骨的"金标准",能够在关节镜下对病变进行分期,并进行相应治疗。

五、诊断

通过仔细询问病史,认真分析临床表现,结合关节穿刺液的性质和 X 线检查,可以作出初步诊断。必要时辅助以关节镜检查,明确诊断。

六、治疗

(一)非手术治疗

早期发现的病例应采取制动、牵引,或外固定,避免负重。对于骨软骨尚未脱落的病例,或刚显示软骨翻起而不曾脱落者,更适合非手术治疗。

(二)手术治疗

1.骨软骨块摘除术

对已经游离进入关节的骨软骨块,宜予摘除者,应施行手术或行关节镜下摘除术。

2.骨软骨块固定术

急性软骨骨折,包括骨实质的骨折块发生移位,可以通过微创或开放手术的方式予以精确复位固定。

3.软骨块移植

有采用异体软骨移植覆盖创面获得成功的报道。

4.人工关节置换术

对严重关节损害者,可考虑采用人工关节置换术。

第五节　大骨节病

一、概述

大骨节病是一种以关节软骨和骺板软骨变性与坏死为基本病变的地方性骨关节病。最早由 Kashin 于 1859 年报道,在 1906 年 Beck 作了更详细的描述。国际上现通称为 Kashin-Beck 病。

二、流行病学

本病是典型的地方病,发病地区主要集中在俄罗斯西伯利亚东南部,朝鲜西北部和我国。在我国境内,主要分布在从东北到西南地带 14 个省、市、自治区的 300 多个县。一般以山区、半山区、丘陵地多见,在山间谷地、河谷、甸子等低洼潮湿地区发病率高。病区多以麦类和玉米为主食。

三、病理生理机制

大骨节病病因尚未阐明,当前国内外主要有 3 种病因学说:①生物地球化学学说,认为大骨节病是由于病区的土壤、饮水及粮食等的常量化学元素与微量化学元素的比值失调,特别是与微量元素硒的水平有密切相关;②粮食真菌毒素学说,认为大骨节病的发病可能是食用被某种镰刀菌污染并形成耐热的毒性物质的谷物引起;③饮水中有机物中毒学说,认为本病系病区水源被腐殖质污染所致。

大骨节病患者全身关节均可发生不同程度的病理变化,但主要累及软骨内成骨的骨,特别是四肢管状骨的关节软骨及骺板,下肢较上肢严重。病变常呈对称性,主要为发育障碍及畸形。病变首先侵犯骨骺软骨,然后累及关节软骨。当坏死灶贯穿整个骺板时,骺板提前发生骨性闭合,该管状骨的纵向生长停止,造成短指(趾)或短肢畸形。关节软骨面粗糙,可形成溃疡,部分脱落入关节内形成游离体。在关节面的边缘部分,与软骨坏死相伴随常有软骨增生反应,继而骨化形成骨性边缘增生物,引起患者骨端增大,关节变形,活动受限。后期关节滑膜结缔组织增生、钙化和骨化,更加重了关节粗大。关节软骨的变性坏死、崩解剥落和修复增生等过程反复进行,导致晚期退行性关节改变。

四、临床表现

患者多自童年发病,在青春期前后症状可能变明显。病变多自手指、足趾等管状骨开始,以后侵犯膝、肘、肩及髋等较大关节,尤以负重较大或运动较强的关节病变最明显。发病初期常无明显症状,后期出现关节疼痛,往往为多发性、对称性,常先出现于活动量大的指关节和负重量大的膝、踝关节。患者感觉为胀痛、酸痛或"骨缝痛"。在儿童期发病而且较为严重时,可因骺板软骨被侵犯,早期化骨,骨生长早期停止,而引起短指和短趾畸形:指节发育比常人短,手小形方(图 5-8)。各管状骨发育障碍程度常不均等。病情进展以后,关节肿大变形,运动受限制,伴有摩擦音(图 5-9)。桡骨早期生长停止,尺骨较长,尺骨茎突向下、背侧移位,手向桡侧倾斜,造成马德隆畸形。发病年龄小而病变重者可形成大骨节病性侏儒,患者肢体与头及躯干不成比例,一般上臂明显短于前臂,小腿明显短于大腿,躯干接近正常人。由于髋、膝关节屈曲变形,患者蹲下困难,腰部脊柱代偿性前凸,臀部后凸,走路时步幅小,出现摇摆或瘸拐,呈"鸭行步态"。四肢肌肉,特别是小腿和前臂的屈侧肌肉常见萎缩,有时甚至出现在关节有明显改变之前。

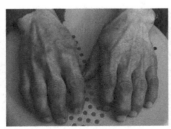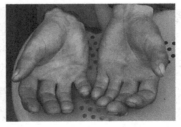

图 5-8　大骨节病手指畸形

双手呈"舟状手",指节发育短小,各指近指间关节增粗明显,指末节弯曲,垂状指;拇指内收畸形,外展、伸直动作受限明显

一些患者在儿童时期无明显关节损害表现,而在成人以后逐渐出现肘、腕和膝关节疼痛及功能障碍。特点为多发性(4 个及以上)、对称性手指关节、腕关节、肘关节、膝关节和踝关节增粗或短指(趾)畸形;关节疼痛、畸形和活动受限随年龄增加而加重;X 线检查表现与儿童期发生的大骨节病大关节损害相似。

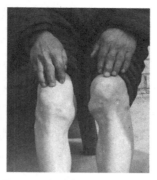

图 5-9　大骨节病膝关节畸形

膝关节增粗,胫骨内髁突出明显,常伴膝关节内翻或外翻畸形

五、相关检查

由于患者发病年龄、受累部位、病变发展阶段不同,X 线检查表现如下。

(一)干骺型

以干骺端改变为主,包括临时钙化带变薄、模糊、中断、消失,干骺端出现凹陷、硬化等。

(二)干骺骨骺型

干骺侧和骺核侧同时有生长障碍和骨质变化,骨骺呈锥状或其他变形,嵌入凹陷的干骺端,局部骺板穿通化骨。

(三)骨端型

此型以骨端改变为主,骨性关节面模糊不整、变薄、中断、凹陷变形、硬化,甚至碎裂。

(四)骨关节型

此型出现骨关节面的严重破坏、凹凸不平、增生硬化、骨刺形成、骨质碎裂、囊性变、骨端粗大畸形等改变。膝关节的主要改变为膝关节干骺端早期融合和继发骨关节肥大。关节面不平整,可呈波浪状。受累股骨、胫骨内外髁大小不等,关节间隙变窄,出现膝内、外翻畸形,髌骨后缘硬化不平整。

六、诊断

根据病区接触史、症状和体征,以及 X 线检查见掌指骨、腕关节骨性关节面、干骺端先期钙化带的多发对称性凹陷伴硬化、破坏及变形等改变诊断本病。指骨远端多发性、对称性改变为本病特征性指征。

(一)诊断及分度标准

1.早期

干骺未完全愈合儿童,具备以下 4 项中①、②或②、③或②、④或只有③者,可作出诊断。早期:①手、腕或踝、膝关节活动轻度受限、疼痛;②多发对称性手指末节屈曲;③手、腕 X 线检查显示有骨关节面或干骺端临时钙化带或骺核不同程度的凹陷、硬化、破坏、变形;④血清酶活性增高,尿肌酸、羟脯氨酸、黏多糖含量增加。

2.Ⅰ度

在早期改变基础上出现多发对称性手指或其他四肢关节增粗、屈伸活动受限、疼痛、肌肉轻度萎缩,干骺端或骨端有不同程度的改变。

3.Ⅱ度

在Ⅰ度基础上,症状、体征加重,出现短指(趾)畸形,出现骺早闭。

4.Ⅲ度

在Ⅱ度基础上,症状、体征、X 线检查改变加重,出现短肢和矮小畸形。

(二)活动和非活动型诊断

干骺未完全愈合的大骨节病儿童,具备以下任何一项者诊断活动型,否则为非活动型:①手、腕 X 线检查呈现干骺端临时钙化带增宽、硬化、深凹陷;②血清酶活性增高,尿肌酸、羟脯氨酸、黏多糖含量增加。

七、鉴别诊断

本病应与骨关节炎、类风湿关节炎、痛风、佝偻病、克汀病,以及家族性矮小体型,原发性侏儒,干骺、骨骺发育障碍,软骨发育不全,假性骨骺发育不全,多发性骨骺发育不良等无智力或性发育障碍的矮小体型疾病进行鉴别。

八、预防

(一)改良水质

可依据当地水文地质条件打深井,或引水质好的泉水入村。加强对饮水源的保护,防止污染。

(二)改善粮食质量、改善营养

改善病区居民食物结构,提倡农作物种植多样化和食物多样化,改善营养状态。干燥贮藏粮食,提高粮食卫生学质量,降低粮食污染程度,遏制真菌的繁殖和防止产生毒素。

(三)补硒

针对病区土壤、农作物缺硒,采取农作物喷硒。也可在食盐中加硒,硒盐配制方法是每吨盐加入亚硒酸钠 15 g,搅拌均匀。

九、治疗

(一)药物治疗

大骨节病采用药物治疗的原则是减轻和消除疼痛,减轻关节负担,从而保持和恢复关节的功能。药物治疗适用于早期患者,旨在阻断病情发展,促进病变修复。针对可能的病因与发病机制选用亚硒酸钠和维生素 E、硫酸软骨素、硫酸盐等药物;针对关节疼痛、活动障碍选用阿司匹林、水杨酸钠、吲哚美辛、布洛芬等药物。

(二)手术治疗

大骨节病晚期继发膝关节骨关节炎者,根据其症状和体征的程度,可以采取关节清理术、截骨术、关节融合术和关节成形术。

1.膝关节清理术

此术适用于膝关节力线正常,存在关节内游离体;骨赘增生造成伸、屈膝功能障碍,以及韧带磨损和撞击;长期膝关节肿胀,有积液,伴或不伴腘窝囊肿,内科治疗无效;年轻、不适合进行人工关节置换或不愿进行人工关节置换的膝关节骨关节炎患者。

2.截骨术

此术适用于关节畸形继发轻、中度骨关节炎者,可矫正畸形,延缓骨关节炎病变的进展。如膝关节内翻或外翻畸形者,可行胫骨高位截骨术;膝关节屈曲挛缩者,可酌情行股骨髁上截骨术。

3.关节融合术

此术主要适用于体力劳动者,生活在山区或疼痛严重影响日常生活,同时对关节稳定性要求较高或因其他原因无法接受全膝关节置换者。

4.人工关节置换术

此术适用于晚期大骨节病继发严重髋、膝关节骨关节炎的患者。如果髋、膝关节都需要行关节置换,要先行髋关节置换,再行膝关节置换。

参 考 文 献

［1］姜虹.骨外科学［M］.北京：中国协和医科大学出版社,2019.

［2］蔡郑东,华莹奇.骨诊断病理学［M］.上海：第二军医大学出版社,2017.

［3］刘传安.现代骨科学基础与临床［M］.北京：科学技术文献出版社,2019.

［4］李诚.战胜骨肿瘤［M］.北京：科学技术文献出版社,2018.

［5］邱冰.骨与关节运动损伤及康复［M］.北京：科学技术文献出版社,2018.

［6］王长勇.骨外科诊疗与康复［M］.北京：科学技术文献出版社,2019.

［7］柏明晓.骨外科疾病诊治与关节镜应用［M］.北京：科学技术文献出版社,2018.

［8］任海涛.骨外科疾病诊治［M］.北京：科学技术文献出版社,2018.

［9］王一民,刘黎军,邓雪峰.实用创伤骨科学［M］.北京：科学技术文献出版社,2019.

［10］陈文广,刘文军,张国博.临床骨科学新进展［M］.上海：世界图书出版公司,2017.

［11］王鹏,吴雷波,孙文才.骨科学［M］.武汉：华中科技大学出版社,2019.

［12］包欣南.实用骨科学［M］.西安：西安交通大学出版社,2017.

［13］孙研.新编骨创伤外科治疗学［M］.北京：金盾出版社,2018.

［14］郭守进.现代临床骨科学［M］.上海：上海交通大学出版社,2018.

［15］吴占勇,李鉴,王志伟等.常见骨关节疾病诊断与治疗［M］.北京：科学技术文献出版社,2018.

［16］杨勇.现代临床骨科学［M］.长春：吉林科学技术出版社,2017.

［17］程千,陈奇.骨科学［M］.镇江：江苏大学出版社,2018.

［18］杨浩.新编骨外科临床研究［M］.北京：科学技术文献出版社,2019.

［19］李金戈.实用骨科学［M］.北京/西安：世界图书出版公司,2017.

［20］李宝锋.实用临床骨科学［M］.北京：科学技术文献出版社,2018.

［21］唐毓金,廖品琥,王俊利.骨肿瘤的基础与临床研究［M］.上海：上海交通大学出版社,2017.

［22］乔晓峰.简明骨科学［M］.西安：西安交通大学出版社,2018.

［23］王金玉.临床骨关节病诊疗精要［M］.上海：上海交通大学出版社,2018.

［24］龚正寿,刘拴,欧阳元明等.临床骨与关节外科诊治精要［M］.北京：科学技术文献出版社,2018.

［25］姜凯.临床骨与手足外科疾病治疗实践［M］.北京：科学技术文献出版社,2019.

［26］胡新佳.新编骨外科基础与临床［M］.北京：科学技术文献出版社,2017.

［27］李建林.实用骨外科临床诊治［M］.北京：科学技术文献出版社,2018.

［28］刘征.实用临床创伤骨科学［M］.北京：科学技术文献出版社,2017.

［29］卞泗善.现代骨病与骨伤诊疗进展［M］.上海：上海交通大学出版社,2018.

［30］林祥波.骨关节疼痛诊断与治疗［M］.北京：科学技术文献出版社,2017.

［31］胡玉亮.实用临床骨病学［M］.北京：科学技术文献出版社,2018.

［32］李宏彦.新编实用骨伤科学［M］.西安：西安交通大学出版社,2017.

［33］苗林.现代骨伤科学新进展［M］.北京：科学技术文献出版社,2018.

［34］郭凯.骨外科疾病救治手术要点［M］.北京：科学技术文献出版社,2019.

［35］刘洋.骨关节疾病的诊断与治疗［M］.北京：科学技术文献出版社,2017.

［36］高向阳.骨盆髋臼骨折治疗进展［J］.国际骨科学杂志,2019,40(2):73-78.

［37］陈辰,蒋协远.肩部骨折治疗进展［J］.中国骨伤,2019,32(1):1-4.

［38］王上增,李强,王禛等.三联手术治疗成人习惯性髌骨脱位［J］.中国矫形外科杂志,2019,27(22):2084-2087.

［39］高翔,陈玉宏,李建鹏等.胸锁关节脱位诊治现状［J］.中国矫形外科杂志,2019,27(13):1190-1193.

［40］程黎明.脊髓损伤分子病理机制研究进展与思考［J］.中华创伤杂志,2020,36(5):403-407.